国医大师

李士懋

平脉辨证医案

主　编　王四平

执行主编　周红权　于　海

副主编　李玉昌　刘士梅　王瑞清

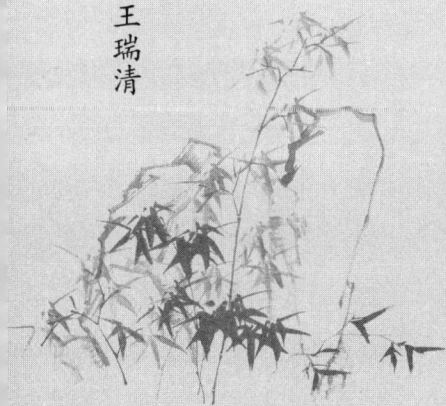

中国中医药出版社

·北京·

**图书在版编目（CIP）数据**

国医大师李士懋平脉辨证医案 / 王四平主编 . —北京：
中国中医药出版社，2020.8
ISBN 978-7-5132-6271-2

Ⅰ.①国… Ⅱ.①王… Ⅲ.①脉诊－医案 Ⅳ.① R241.2

中国版本图书馆 CIP 数据核字（2020）第 106402 号

---

**中国中医药出版社出版**

北京经济技术开发区科创十三街 31 号院二区 8 号楼
邮政编码　100176
传真　010-64405750
廊坊市祥丰印刷有限公司印刷
各地新华书店经销

开本 710×1000　1/16　印张 13　字数 171 千字
2020 年 8 月第 1 版　2020 年 8 月第 1 次印刷
书号　ISBN 978－7－5132－6271－2

定价　55.00 元
网址　www.cptcm.com

社 长 热 线　010-64405720
购 书 热 线　010-89535836
维 权 打 假　010-64405753

微信服务号　zgzyycbs
微商城网址　https://kdt.im/LIdUGr
官 方 微 博　http://e.weibo.com/cptcm
天猫旗舰店网址　https://zgzyycbs.tmall.com

如有印装质量问题请与本社出版部联系（010-64405510）

要想了解一个人的学术思想，学习一个人的学术思想，跟师学习，当然是一个很好的途径。但不是所有的人都有机会跟师，那么，看他的医案，就不失为另外一个学习的好办法。

李士懋教授作为一位临床大家，在临床上有着自己鲜明的学术特色，并且有着良好的临床疗效，如何把他的学术思想传承下来，是一个大家都在思考的问题。那如何才能把李士懋教授的学术思想更好地传承下去呢？学习李士懋教授的医案，无疑就是一个较好的方法。

医案，也叫诊籍、脉案、方案、病案，是中医所独有的记载治疗疾病全过程的一种档案形式。医案的生命在于其真实性，我们在整理李士懋教授医案的过程中，也恪守这一原则，力求保持每一个病例的原貌，不会为了其他目的而对病例加以修饰，使之失去真实性，而失掉医案最基本的功能。

本书挑选李士懋教授在临床中较为有特点的病例，以证为纲来分类编写，呈现给大家一个真实生动的临床过程，希望大家不仅能从中学到李士懋教授治疗某一疾病的具体方法，而且可以学到李士懋教授的学术思想，更重要的是能够学到李士懋教授在临床诊治过程中的思辨方法。

当然，以证来分类的方法，可以清晰地展现李士懋教授的学术特点，但是这样也有明显的缺点，就是有些疾病无法归到现有的类别中，难免会使一些精彩病例无法写进去，所以在最后一章补充了一些其他类型的疾病来做一点弥补，但可能还无法尽如人意。之后我们还会继续从事李士懋教授病案的相关研究，力争把反映李士懋教授的学术思想和思辨过程的病例尽可能多地呈献给大家。

王四平

2020 年 5 月 1 日

# 目录

上篇

总论

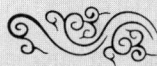

# 第一章 学习医案的意义

在中医学这个伟大的宝库中，中医医案是一颗璀璨夺目的明珠。医案，也叫诊籍、脉案、方案、病案，是中医所独有的记载治疗疾病全过程的一种档案形式。

医案之作，已有两千余年的历史，最早雏形可见于殷商时期运用甲骨文所记病患之事。《周礼·医师》记载，周代年终的时候要对医生进行考核，"稽其医事，以制其食"，就可能是根据医案进行的考核。最早成型的医案始见于西汉《史记·扁鹊仓公列传》，唐、宋、金、元时期均有一定的发展，到了明代医案的发展进入了成熟期，清代出现了医案繁荣发展的大好形势，到了民国时期由于出现了要求中医"废医存药"活动，医案的发展也受到了较大的影响，但是此时也不乏一些精品流存。中华人民共和国成立后，尤其是在"文革"时期，医案的发展，出现了一个低潮期。21世纪以来，由于国家对传统文化，尤其是对传统文化中具有代表性的中医的重视，医案的发展出现了一个小高潮，不仅整理出版了一批古代经典的医案，同时也对当代名老中医的医案进行抢救挖掘，一大批名老中医的医案研究著作产生。同时关于医案研究的专著也相继问世，对于医案研究的方法，有人也给出自己的建议，对于如何研究名老中医医案，也给出了一些规范。

对于学习医案的意义，明代江瓘在其《名医类案》里做了总结。江氏有感于"博涉知病，多诊识脉，屡用达药"古训，于是"广辑古今名贤治法奇验之迹，类摘门分，世采入列"而写成此书，意在"宣明往范，昭示来学"。这样"既不诡于圣经，复易通乎时俗，指迷广见，或庶几焉耳。学者譬之，则由规矩以求班，因彀以求羿，引而伸之，溯流穷源，推常达变，将不可胜用矣"。其中"宣明往范，昭示来学"把医案的作用以总结、规范。

近代学者章太炎先生曾言："中医之成绩，医案最著，欲求前人之经验心得，医案最有线索可寻，循此钻研事半功倍。"此言也是一语中的。

综合各家的论述，现将学习医案的意义整理如下：

第一，古今医案，是一个医生诊治疾病的真实过程，为我们保存了大量辨证论治的第一手资料，包括成功的经验和失败的教训。

中医学的特点之一是思辨，这个思辨过程的形成，是需要长期大量的临床工作才可以完成的，对于一个初学者，临床的机会非常有限，这就需要通过阅读大量的医案，来积累间接的临床经验，医案所起的作用就显得尤其重要。

张山雷曾说过："唯医案则恒随见症为迁移，活泼无方，具有万变无穷之妙用。俨若病人在侧，謦咳亲闻，而为之诊察其痛疴，调剂以药饵焉。所以多读医案，绝胜于随侍名师，真不啻聚集古今之无限良医而相与晤对一堂，以上下其议论，何快如之。"

第二，古今医案是不同历史时期、不同学术流派的医生治疗过程的真实记录，同时也是其学术思想的重要载体。

清代的叶天士是当时的著名医家，不仅善于治温病，也善于治疗杂病。其对杂病的诊治经验和理论创见，可以通过研究《临证指南医案》而发现，如肝阳化风说、久病入络说、养胃阴学说、奇经辨证用药等内容。

张锡纯的"大气下陷"说，也是植根于临床医案中，是通过临床观察，加以提炼，找出理论渊源，并在实践中加以运用，且用医案加以印证。

第三，医案记述了医家对某一疾病辨证论治的全部过程，可体现一个医家的临床思辨过程。

李士懋教授在临床上论治病人的过程中，始终遵循着"平脉辨证"的思辨体系，他以脉诊为中心，结合四诊资料，以脉定证，以脉解症、解舌、解证。灵活机动，不拘泥于"效不更方"的古训，而是根据病人的脉来定证，通过证来立法，由法则给出方药，一环套一环，丝丝相扣。这种思想体现在诊治疾病的整个过程中。

第四，医案中也保存着大量的中医理论。

有些医家由于各种原因，没有著书立说，其对中医理论发展的贡献，就体现在医案中。清代余听鸿于《外证医案汇编》中说："医书虽众，不出二义。经文、本草、经方为学术规矩之宗；经验、方案、笔记为灵悟变通之用，二者皆并传不朽。"医者在记录医案的过程中，常常根据各自的临床实践夹叙夹议，使中医学理论得到升华与发展。所以中医医案也是中医理论的重要来源之一。

如李士懋教授"火郁发之"理论，开始就是从医案中发掘整理出来的，最后形成一个完整的理论，并有效地指导着临床。再如要学习李士懋教授用药的特点，则必看他的医案，因为李教授没有专门论述药物的著作。李士懋教授用药，收放自如，在当用的时候黄芪可用到几百克，蜈蚣可用到几十条；而想要达到清灵效果的时候，则用药几克，一剂药有时候加在一起十几克，费用不过一两元。还有李士懋教授对风药的理解和运用，就是在其治疗"头痛"类医案中加以论述的。

第五，医案中也保存着大量行之有效的方剂内容。

李士懋教授认为，很多中医古籍本身就是记载医案的书。薛生白的《湿热论》就是一部医案著作，其中第四条："湿热症三四日即口噤，四肢牵引拘急，甚则角弓反张，湿热侵入经络脉隧中，宜鲜生地黄、秦艽、威灵仙、滑石、苍耳子、丝瓜藤、海风藤、酒浸黄连等味。"李士懋教授根据其病机，湿热入侵经络脉隧中，常常用于内伤杂病中，且获得良效，于是取名为"薛氏四号方"。

再如《湿热论》第十七条："湿热症，呕恶不止，昼夜不差，欲死者，肺胃不和，胃热移肺，肺不受邪也。宜用川连三四分、苏叶三五分，两味煎汤，呷下即止。"李士懋教授说，薛氏当时没有晋升的压力，也没有名利之累，他说"呷下即止"，肯定有他的道理，于是将之运用于临床上如妊娠呕吐等症，证属湿热蕴阻中焦的病人，取得了良好的效果，并名之为"连苏饮"。

第六，医案中也保存着医生的用药心得。

如近代医家张锡纯，在其《医学衷中参西录》中记载："邻村高鲁轩，两腿酸麻……用热砖熨之益甚。遂用活络效灵丹，加京鹿角胶四钱，明天麻二钱，煎汤饮下。托其左腿者，觉自手指缝中冒出凉气，左腿遂愈。而右腿疼如故，因恍悟曰，人之一身左阳右阴，鹿名斑龙，乃纯阳之物，故其胶入左不入右。遂复用原方，以虎骨易鹿角胶，右腿亦出凉气如左而愈。《礼》有之，'左青龙，右白虎'，用药本此，即建奇功。"张锡纯还对86种常用中药，总结了自己的使用心得，同时，还以医案附在后面加以印证。如"石膏"条下，就举出近30则医案以说明石膏的效用。张氏还认为，脱证，脱在肝，并用山茱萸加以收敛。这种结合实际对药性提出自己的见解，对后人颇具启迪。

另外，有的医案也记载着一些史实，可以便于我们研究当时人们的生活状态以及疾病谱等，并为后人研究和解读医家学术思想提供了直接的背景资料。

李士懋教授认为，张仲景的《伤寒论》也是一部好的医案著作，在其序中说："余宗族素多，向余二百。建安纪年以来，犹未十稔，其死亡者，三分有二，伤寒十居其七。"有人就根据这个线索研究发现，建安纪年以来，没有发生大规模的流行病，而建宁纪年中，有过大的瘟疫发生，所以认为建安应该是建宁之误。

有人还根据《伤寒论》条文中所记载的症状得出结论，认为当时的"伤寒"应该是现代医学所说的"流行性出血热"。

再如金代李杲《内外伤辨惑论》中记载："向者壬辰改元，京师戒严，迨三月下旬，受敌者几半月。解围之后，都人之不受病者，万无一二，既病而死者，继踵而不绝。都门十有二所，每日各门所送，多者二千，少者不下一千，似此者几三月，此百万人，岂俱感风寒外伤者耶？大抵人在围城中，饮食不节，及劳役所伤，不待言而知。由其朝饥暮饱，起居不时，寒温失所，动经三两月，胃气亏乏久矣。一旦饱食太过，感而伤人，而又调治失宜，其死也无疑矣。"记载了当时社会的背景，以及人民的生活状态，有利于我们理解李杲的脾胃学说。

总之，通过研究医案，能够直接、具体、深入、准确地探索和归纳医家辨证论治的一般思路，以及用药和组方特色，能够客观、真实地认识前人诊疗过程中成功经验和误诊误治的教训，能够全面、实际地探究中医学术流派的形成和发展轨迹。同时，学习医案对于深入理解医家的学术思想和中医药基本知识，不断提高中医药文化素养，具有极大的促进作用。

# 第二章　学习医案的方法

关于医案的学习方法，大家是见仁见智，不过归结起来不外乎以下几点。

## 一、要由浅入深，循序渐进

学习医案，可以先从现代医家的著作开始。因为现代医家的医案，一般都有比较清楚的注解，使初学者更容易掌握医案中的精华。然后再以民国、清代、明代等时期医案为顺序学习，以倒推的学习方法循序渐进。如果基础不太坚实，就去看古人的医案，有时候很难理解其中的奥妙。

## 二、要了解医家的学术思想

学习医案，也是中医传承的一种方法。李士懋教授认为，中医传承有三个层次：一是临床经验的传承，是传承的初级阶段；二是学术思想的传承，是传承的中级阶段；三是思辨体系的传承，是传承的最高阶段。在学习医案的时候，我们要先了解一下这个医家的学术思想，这样有利于帮助我们更好地学习医案，分析医案，学到医案里面学术思想，最终形成自己的思辨体系。

### 三、要学以致用，验之于临床

学习的目的就是应用，如果我们学习过的医案，在临床上遇到类似的问题，可以直接运用，这是学习医案的初级目的。更进一步的是，通过医案学习，把一个临床医家的学术思想运用于临床，是应用的较高境界。最高的境界是通过医案的学习，通过自己临床的运用，有所心悟，而升华出自己的理论，把中医的学术往前发展一步。这才是学习医案和运用医案的最高境界。

### 四、要根据医案的特点来学习

顺读法，适用于一般的医案。它是按着医案的书写顺序，从病人的发病过程，到医生的论治过程，再从立法，处方，用药，按语，从头到尾读下来。

倒读法，是先看诊治的方药，然后以方测证，以药测证，适应于古代记载较为简单，或只有病机的医案。

体悟法，就是先看病人发病和就诊的过程，通过医者记录病人的情况，想象如果是自己遇到这个病人，如何去思考，如何辨证，如何立法，如何给出方药。此法适用于大多数医案。

### 五、要结合一些专著来学习

学习医案还应结合一定的专著来进行学习。如要学习李士懋教授湿热类疾病的医案，最好参考《湿热病篇》以及李士懋教授的新著《湿热病求索》；要学习李士懋教授火郁类的医案，最好参考李士懋教授的《火郁发之》和《温病求索》这两部著作；要想全面把握李士懋教授脉学的精华，那就要参考李士懋教授所著《濒湖脉学解索》和《脉学心悟》这两部著作，这样就能更好地理解李士懋教授是如何继承和发展古人的经验和思想的。学习其他医家的医案也是如此。

下篇

各论

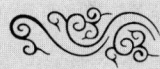

# 第三章　汗法医案研究

中医治病有八法，汗法为攻法之首，在古代一直被广泛运用，其理论源于《内经》。汗法这一提法首见于《素问·阴阳应象大论》："其有邪者，渍形以为汗；其在皮者，汗而发之；其慓悍者，按而收之；其实者，散而写之。"且有具体治法如《灵枢·寿夭刚柔第六》所载："则用之生桑炭炙巾，以熨寒痹所刺之处，令热入至于病所，寒复炙巾以熨之，三十遍而止。汗出以巾拭身，亦三十遍而止。起步内中，无见风。每刺必熨，如此病已矣。"《灵枢·痈疽第八十一》记载："发于胁，名曰败疵。败疵者，女子之病也，灸之，其病大痈脓，治之，其中乃有生肉，大如赤小豆，锉蔆翘草根各一升，以水一斗六升煮之，竭为取三升，则强饮厚衣，坐于釜上，令汗出至足已。"

在仲景之《伤寒杂病论》的辨证论治体系中，汗法也多被应用，后世亦多有发展。近年随着中医学术思想的异化，丰富多彩的治法，现趋于平庸，汗法亦逐渐萎缩。李士懋教授敏而好学，精于思辨，临证多年对传统汗法有所体悟，更有发展，遂著《汗法临证发微》，从汗法的概念、分类、禁忌、辨证要点及应用范围、汗的本质及分类、汗出机制、测汗法、汗后转归等方面进行了详细的论述。

他提出正汗的本质是人体的精气，是阴阳充盛调和的结果。"阳加于阴谓之汗"是汗出的根本机制，是理解生理之汗、邪汗、正汗、发汗法、

国医大师李士懋平脉辨证医案

测汗法的理论渊源。

李士懋教授又将三焦、经络、血脉的作用联系到一起，创造性地提出"纹理网络系统"的概念，将三焦、经络、血脉构成的"纹理网络系统"称之为阴阳气血升降出入的通道。寒性收引凝涩使血脉痉挛，纹理网络系统不通，是引发阴阳气血运行障碍的一个重要原因，因而运用发汗法解除寒邪的收引凝涩，从而改善阴阳气血的循环，有重要意义，可用于广泛疾病类型。邪汗的特点有四：一是大汗或汗出不彻，或无汗，而非"遍身漐漐微似有汗"；二是局部出汗，而非遍身皆见；三是阵汗或汗出不止，非持续微汗；四是汗出而脉不静，身不凉，非随汗出而脉静身凉。

与邪汗相对应的是正汗，其特点亦有四：一是微微汗出，而非大汗或无汗；二是遍身皆见，而非局部汗出；三是持续不断；四是随汗出，脉静身凉、阴阳调和而愈。

李士懋教授还明确提出根据正汗以判断病情转归的测汗法及"必使正汗出"之辅汗三法。这些均源于仲景《伤寒论》之桂枝汤将息法。测汗法亦见于《吴医汇讲·温热论治》，但未详述。李士懋教授将测汗法从理论到临床的发展过程挖掘出来，加以系统整理，作为一个普遍法则运用于外感病的各个阶段，亦运用于部分内伤杂病而汗出异常者。辅汗三法即连服、啜粥、温覆，用于狭义汗法，具有三大作用：一是助其发散之力，促使汗出；二是调节汗出的程度，防其汗出不彻或过汗；三是益胃气，顾护正气。发汗剂得此三法之助，必可汗出。甚至辛凉宣通剂、辛凉发散剂等得此法亦可变成发汗剂。临床上我们经常见到李士懋教授用小柴胡汤、升降散、人参败毒散、吴茱萸汤等方剂，加辅汗三法而取汗获效。

广义发汗法是指运用汗、吐、下、温、清、补、和、消八法，令阴阳调和可使正汗出者。李士懋教授强调，一是八法皆可令人汗的"可"字，可者可致汗出而非必然汗出；二是强调正汗，而不是邪汗。其机制是阴阳充盛，且升降出入道路通畅。

狭义发汗法是指经服发汗剂或针熨灸熏等法治之后，必令其正汗出的一种方法。在此李士懋教授又强调两点，一是必令其正汗出的"必"字，二是"正汗"两字。即必须发出正汗而使邪散，机制同于广义发汗法。

汗法是通过发汗以驱逐外邪的方法，狭义发汗法主要针对外因之中的阴邪，主要是寒邪，或寒湿之邪。李士懋教授总结出寒邪袭人的三条辨证要点，可以很好地指导临床。一是脉沉弦拘紧，李士懋教授将此脉称之为痉脉；二是疼痛；三是恶寒。依其在辨证中的权重划分，脉占80%，疼痛占10%，恶寒占5%，其他舌象、体征、症状，可占5%。此乃约略言之而已。

通常的发汗法一般多停留在"外感表证""汗法可以解表"之范围，未免小视其用。李士懋教授通过对汗的本质、汗出机制、汗法应用等方面的剖析，大大地扩大了汗法的应用范围，提出表证、里证、虚实相兼证及阳虚阴凝者，皆可用汗法，并对应用指征予以明确：①用于里证：寒邪入里，干于脏腑，损伤阳气，痹阻气血，升降出入之路闭塞，当务之急是驱邪外出。所以寒邪入里者，当汗而解之。即使为多年痼疾，沉寒痼冷伏于里者，亦当断然汗解，不以时日为限。汗之之时亦要兼顾正气及兼邪。这里须强调此处以汗法所治之寒，是客寒，而非阳虚阴胜的内生之寒，临床中，凡西医诊为咳喘、阻塞性肺病、高血压、冠心病、肾病、胃肠病、干燥综合征、脑中风、类风湿等，只要具备脉痉、证寒、身痛三个特征，发汗法概可用之，不以西医诊断所束缚。②用于虚实相兼证：此时要扶正祛邪，当视其轻重缓急而权衡之。阳虚者，温阳发汗；阴气虚者，滋阴发汗；阴阳两虚者，阴阳双补发汗，气血两虚者，益气补血发汗；若有兼邪者，则当相兼而治。仲景虽讲正虚禁汗，是指单纯用汗法者，而非偶方之汗法，只要经过适当配伍，又恰当地掌握发汗的度，则发汗法可照用，并不局限于仲景所设的汗禁。③用于阳虚阴凝证：此证并无外邪所客，纯为阳虚所致。由于阳虚阴胜而阴寒凝泣收引，其脉当沉弦细无力且拘紧。此

国医大师李士懋平脉辨证医案

时用麻黄、桂枝、细辛，并非发汗，乃激发鼓舞阳气之布散。

因汗法在近年临床应用中有逐渐下降的趋势，故临床医师因很少使用汗法，而不知道发汗后会出现什么情况而不敢使用，尤其怕服麻黄后会大汗亡阳伤人，致使应汗者不汗，贻误病机，李士懋教授提出四种汗后转归：①汗出而愈。②汗出不彻：所谓汗出不彻，就是俗话所说的汗未出透。怎么样才算汗出透了呢？标准就是正汗。③汗后阳盛：若汗后脉转滑、数、大、渐起有力者，乃热邪已盛，当转予清透热邪。④汗后正虚：发汗太过，可伤阴，亦可伤阳，出现正气虚馁之象。若汗后邪除，则当转而扶正，视其阴阳气血之虚而调补之。亦观其脉证，知犯何逆，随证治之。

## 【病例1】发热（上呼吸道感染）

杨某，男，21岁，学生。

2007年3月12日初诊：发热4天，体温最高38.5℃，恶寒、无汗，头身痛，食差，便可。脉紧数。舌稍红，苔薄白。

证属：寒邪束表。

法宜：发汗散寒。

方宗：麻黄汤。

麻黄9g，桂枝9g，杏仁10g，炙甘草6g，生姜6片。

2剂，水煎服，3小时服1剂，温覆取汗，得畅汗停后服。

隔日告曰，服1剂，即得汗而解，余药未服。

按：大家看了这个病例、这个药方，都会感到很熟悉。因为这不就是我们在上学时经常学到的麻黄汤嘛！虽然工作以后很少在用，或者干脆就没有用过，但只要是学过中医的人，无论是从事还是没有从事临床工作，都知道麻黄汤，因为我们学得太多了，无论是伤寒论、中药学、方剂学、诊断学、各家学说、内科学、针灸学，甚至耳鼻喉科等中医学科，只要涉及外感的问题，首先必提麻黄汤、桂枝汤。

知道的人确实很多，然而要是问起用没用过？会不会用？会用到什么程度？却不是每个人都能给出满意答案的。李士懋教授就是擅长使用麻黄汤的高手，这源于他对中医的表证、太阳伤寒表实证、中医的发热病以及汗法理论的深刻认识。

我们提一个问题，这也是李士懋教授在临床实践中发现的问题，并通过自己多年的理论探讨和临床验证，最后所破解的。《伤寒论》第1条说"太阳之为病，脉浮，头项强痛而恶寒"，《伤寒论》中还有其他一些关于脉浮的条文。

37条："太阳病，十日以去，脉浮细而嗜卧者，外已解也。设胸满胁痛者，与小柴胡汤；脉但浮者，与麻黄汤。"

51条："脉浮者，病在表，可发汗，宜麻黄汤。"

52条："脉浮而数者，可发汗，宜麻黄汤。"

55条："伤寒脉浮紧，不发汗，因致衄者，麻黄汤主之。"

特别是第1条，对我们的影响很大，大概是先入为主吧，再加上教材的一再强调，表证脉浮、脉浮是表证的概念恐怕早已深入骨髓。这也可能是我们临床医生总用不上麻黄汤的一个原因。

那么我们的问题来了：寒邪袭表的太阳表实证，脉浮吗？

李士懋教授说：我屡用麻黄汤发汗治表寒者，其效颇捷，主要掌握发热、恶寒、无汗、脉紧。寒束于表而脉紧者，多沉而不浮。寒主收引，气血痹阻，故而脉沉。正如《四诊抉微》所云："表寒重者，阳气不能外达，脉必先见沉紧。""岂有寒闭腠理，营卫两郁，脉有不见沉者乎？"故知，沉亦主表。

李士懋教授通过大量的临床实践发现，太阳伤寒病初期脉并不浮，反而脉沉多见，这个脉是沉而拘紧。李士懋教授说：寒主收引，寒主凝泣，气血都收引凝泣了，脉自然是浮不起来的。并引用张景岳所云："其有寒邪外感，阳为阴蔽，脉见沉紧而数及有头痛身热等证者，正属邪表，不得以沉为里也。"

所以，阴邪袭表时，不能以浮脉作为表证的诊断依据，脉沉弦拘紧，是最重要的诊断指标，李士懋教授将此脉称为痉脉，这种脉摸起来有一种痉挛的感觉。

我们再提一个问题：关于恶寒。恶寒就一定是寒邪在表吗？不一定，白虎汤证发热自汗伤阳的背微恶寒（《伤寒论》169 条："伤寒无大热、口燥渴、心烦、背微恶寒者，白虎加人参汤主之。"）；火郁证，阳气郁而不达其表出现恶寒；李东垣的气虚贼火内炽亦可出现恶寒。阴虚不能制阳，而发热，虽有表证但无表邪，不属于能发汗的表证。但这些都不是寒邪在表，对于太阳表寒证的恶风寒，李士懋教授认为有四个特点：①初起即见；②寒热并见；③持续不断；④伴有其他表证。主要是发热、无汗、头身痛。

所以，太阳伤寒表实证的两大要素是：脉紧、带有四大特征的恶寒。只有掌握到这个程度，才可以说掌握了诊断太阳伤寒表实证的标准。才能会用麻黄汤，才能掌握麻黄汤治疗伤寒表实证的使用指征。

麻黄汤只是方，"方从法出、法从证立"。刚才讲的诊断就是确立证，"太阳伤寒表实证"，那么关于本证的治法呢？那就是：发表散寒，驱邪外出。所以，这才涉及临床治疗第一驱邪大法——汗法。

这个汗法可不简单，李士懋教授指出："其理论源自《内经》，其辨证论治体系奠基于仲景，刘河间将汗法推向巅峰，认为中医治病应以攻邪为先，邪去元气自复。只是近年来汗法以渐荒疏、萎缩。"为继承发扬中医学这一重要法则，李士懋教授出版《汗法临证发微》一书，非常全面地对汗法问题进行探讨，包括汗法的概念、汗的本质、正汗的本质、汗出机制、汗法分类、应用发汗法的辨证要点、狭义汗法的临床应用范围、汗法的禁忌、汗后的转归等。

所以说，汗法的内涵是丰富的，只有充分理解汗法，才可能从中确定并理解麻黄汤这个方。

另外，麻黄汤是散邪的主方，从《伤寒论》的条文中我们可以看到麻黄汤的一些加减变化，麻黄汤主要有散寒、祛湿两种主要作用，如散寒作用见于第35条"太阳病，头痛发热身痛腰痛，骨节疼痛，恶风无汗而喘者，麻黄汤主之"，第55条"伤寒脉浮紧，不发汗，因致衄者，麻黄汤主之"；其祛湿作用可见于第51条"脉浮者，病在表，可发汗，宜麻黄汤"，第52条"脉浮数者，可发汗，宜麻黄汤"，第232条"脉但浮，无余证者，与麻黄汤。若不尿，腹满加哕者，不治"，第235条"阳明病，脉浮，无汗而喘者，发汗则愈、宜麻黄汤"。

不仅如此，尚可以根据麻黄汤作用的不同趋向产生不同的加减变化。①寒痹重热郁轻者，加重麻黄用量，并加石膏，如大青龙汤。《伤寒论》第38条："太阳中风，脉浮紧，发热恶寒，身疼痛不汗出而烦躁者，大青龙汤主之。"②寒痹轻热重者或纯属热壅于肺者，去桂枝，加石膏，如麻杏甘石汤，第63条："发汗后，不可更行桂枝汤。汗出而喘，无大热者，可与麻黄杏仁甘草石膏汤。"③寒痹湿阻者，予大青龙汤，第39条："伤寒脉浮缓，身不痛，但重，乍有轻时，无少阴证者，大青龙汤发之。"湿重者，麻黄加术汤（见于《金匮要略·痉湿暍病脉证并治》）"湿家身烦痛，可与麻黄加术汤为宜，慎不可以火攻之"；湿阻化热者，去桂枝加薏苡仁，即麻杏苡甘汤（见于《金匮要略·痉湿暍病脉证并治》）"病者一身尽痛，发热，日晡所剧者，名风湿，此病伤于汗出当风，或久伤取冷所致，可与麻黄杏仁薏苡甘草汤"；湿热入血分者，用麻黄连翘赤小豆汤，（《伤寒论·辨阳明病脉证并治》）"伤寒瘀热在里，身必黄，麻黄连翘赤小豆汤主之"。④如果寒痹轻痰热壅肺者，仲景虽为指出，但亦可根据从仲景之精神加减，可参照《扶寿精方》之定喘汤，去桂枝，加白果、黄芩、桑白皮、苏子、半夏、款冬花。⑤寒痹饮瘀者，去杏仁，加白芍、干姜、细辛、五味子、半夏以散寒蠲饮，如小青龙汤，第41条"伤寒心下有水气，咳而微喘，发热不渴。服汤已渴者，此寒去欲解也，小青龙汤主之"。

**【病例2】胸痹（心肌炎）**

李某，男，26岁。

2006年10月22日初诊：1个月前冒雨感冒，感冒愈后，觉胸闷憋气，心慌，精力不济。脉沉紧，舌略暗红，少苔。

西医检查：心肌酶（-）。心电图ST：V2-3抬高，大于2mV，Ⅲ，aVF下降，大于1mV。诊为心肌炎。

证属：寒痹胸阳。

法宜：辛温散寒。

方宗：麻黄汤。

麻黄9g，桂枝12g，杏仁10g，炙甘草8g。

2剂，水煎服。嘱三小时服一剂，温覆令汗。

2006年10月24日二诊：药后得汗，胸闷憋气已除，心慌亦减，仅中午人多而心慌一阵，其他时间未再慌，精力亦好转。脉阳弦无力，尺弦，舌稍暗少苔。方取苓桂术甘汤加附子。

桂枝12g，炙甘草9g，白术10g，茯苓15g，炮附子15g（先煎）。

5剂，水煎服。

2006年10月29日三诊：服第1剂时，心慌重，持续约2小时，继服所剩3剂，未再有严重的心慌。现仅偶有心慌，他症已除。脉仍阳弦无力，尺弦。舌略暗红。上方加生晒参12g，生黄芪12g，丹参15g。上方加减，共服21剂，症除，脉弦缓，心电图恢复正常。

按：在《中医内科学》关于心肌炎诊断的中医证型有如下5型：①邪毒犯心；②湿热侵心；③痰瘀阻络；④气阴亏虚；⑤心阳虚弱。

那么这个病例属于哪一型，根据胸闷憋气、心慌、精力不济，我们可能判断为心气不足，根据舌略暗红，少苔，又可能诊为阴虚血瘀，那么最后的诊断或许是气阴两虚夹瘀血阻滞，治以益气养阴，活血通络。可是如果我们看到这个脉象又作何解释？脉沉紧，沉主里，紧主寒。那么这个诊断该怎么下？气阴两虚夹瘀血阻滞，兼有寒邪，显然不太合适，怎么办？但我们使用李士懋教授的辨证论治体系来解释，问题就会变得容易而合理。

以中医理论为指导，从整体出发，首分虚实，以脉定证，是李士懋教授临床进行辨证论治的特点，脉诊占李士懋教授临床诊断权 50% ～ 90%，所以根据这个病例的脉证，脉沉主里，紧主寒，主证为胸闷，故诊断为寒痹胸阳，并可以脉解证、解舌。胸阳被遏，气机不畅，故可出现胸闷、邪扰而心慌；寒凝血行不畅而舌暗；寒凝津气不上承而少苔。正气被束而精力不济。这么一看，是不是又有一番天地。

我们今天主要是通过这个病例介绍李士懋教授的汗法理论，这就关系到本病的治法，按照我们平时所理解的概念，寒邪痹郁胸阳，采用什么治法呢？寒者热之，当然是用温法，散寒法。那么怎么温？怎么散？辛温散寒法，李士懋教授在这里使用的是汗法。用麻黄汤来辛温散寒，可能有人要问了，不对，汗法是用来解表的，你这不是表证呀？

别着急，慢慢来，问一个问题，什么是汗？什么是汗法？对于汗的本质，《素问·评热病论》云："人之所以出汗者，皆生于谷，谷生于精。""汗者，精气也。"说明汗不是简单的水液外泄，乃人体之精。《素问·阴阳别论》给出了汗的动态概念："阳加于阴谓之汗。"李士懋教授认为这句话太重要了，是理解生理之汗、邪汗、正汗、发汗法、测汗法的理论渊源。后世吴鞠通在《温病条辨·汗论》中对经典给予了进一步的阐释："汗也者，和阳气阴精蒸化而出者也。""汗之为物，以阳气为运用，以阴精为材料。"张锡纯的比喻也很精彩："人身之有汗，如天地之有雨，天地阴阳和而后雨，人身阴阳和而后汗。"笔者没有前人的文采，只能将汗比喻成蒸馒头，炉火是阳，锅里的水是阴，笼屉是人体，馒头是五脏六腑，水烧开后蒸气弥漫是阴阳和的初步状态，笼屉上气后就是阴阳和到极致而出汗的状态。阴阳和必备的两个条件：一是阴阳充盛，二是阴阳升降出入道路通畅。（阳气阴精的产生可以参看李士懋教授著作，阴阳升降出入道路涉及李士懋教授的纹理网络系统理论）

那么什么是汗法？汗法，就是通过发汗以驱逐外邪的一种方法。包括药物发汗以及针灸、熏蒸、热熨、火疗等，咱们在这里主要讲药物发汗法（这里说的汗法是指狭义汗法，不包括广义汗法）。《金匮要略》说"若五脏元真通畅，人即安和"，发汗法即是人工使得五脏元真通畅的方法，使人处于阴阳和的状态。

实际上，阴邪侵犯人体多表现为表证，所以发汗解表就成了最常用的方法。李士懋教授指出，阴邪既可袭表（因为还有湿邪，故称阴邪），亦可袭里，寒邪袭里有两个途径：一是传变，由表及里，逐渐形成里寒证，如《素问·缪刺论》所言："夫邪之客于形也……极于五脏之次也。"另一途径，则是寒邪直入三阴及六腑。此皆因正虚所致。此例患者应属第一种情况。

其实说到这里，可能有些同道已经明白了，寒邪入里，干于脏腑，损伤阳气，痹阻气血，纹理网络系统不通，气血阴阳升降的道路不畅，诸证纷起，寒客于心经者，则见胸闷、憋气、心慌气短；客于肺脉，宣肃失调，咳喘上气不得息、痰涎涌盛；客于肝则胁痛头晕、痉厥转筋等；客于脾胃则吐利不食、腹胀便秘等；客于肾则畏寒肢厥、水肿腰痛、二便不利等。

怎么办？发汗散寒，驱逐外邪。以汗解之，李士懋教授讲过："即使为多年痼疾，沉寒痼冷伏于里者，亦当断然汗解，不以时日为限……"

所以李士懋教授在这则医案的按语中说：寒从何来？概因冒雨感寒，表寒虽去，而伏郁于里之寒邪未已，仍呈寒凝之象，故发汗祛邪。

汗法皆云邪在表者，汗之祛其在表之邪，鲜有云寒在里者当汗。余曰，寒在经、在脉、在筋、在骨、在腑、在脏者，亦可汗而解之，驱邪外出。本案外无表证，知寒不在表，诸症皆是在里之象，故亦汗而解之。汗后，脉之紧象及胸闷憋气、心慌诸症随之而缓。实践证明，对本例寒凝于里者，汗之仍然有效。

补充一句，因为使用的是狭义发汗法，故而，辅汗三法是必不可少的内容，不是用了麻黄、麻黄汤就是汗法，辅汗三法才是狭义发汗法的标志性内容。

二诊得汗后虽然症状明显减轻，但因脉象已变，为阳弦无力，尺脉弦，寒痹已除，证属阳虚饮停，故取法苓桂术甘汤，体现了李士懋教授动态诊治，方无定方，法无定法，崇尚经方的辨证特点。

同门牛广斌在学习李士懋教授关于汗法理论的基础上，进一步指出，麻黄汤是汗法的代表方，不仅用于外感风寒表实证，亦可用于里证。临床可随证之兼夹，平脉之虚实，拘紧之微盛，来拓展化裁运用。①内外皆寒甚者，加乌头或乌头汤、赤丸、乌头赤石脂丸之类；如果阳气偏虚者，可取麻黄附子细辛汤、麻黄附子甘草汤、桂甘姜枣麻辛附汤、乌头桂枝汤等。②外寒不解而肾精不足，尺脉弱者，仿理阴煎、金水六君煎意，亦可内补外散先后而治。③表实经输不利者，宜葛根汤。④外寒内饮者，宜小青龙汤类。⑤久病阳虚寒凝有形之邪者，宜阳和汤类。⑥外寒兼内寒成积者，当合大黄附子汤或温脾汤外温散而内温下，或取五积散内外兼治，⑦外寒郁而化热，热尚轻微者，取续命汤类。⑧外寒内热者，取大青龙汤，防风通圣散亦可酌情选用。⑨外寒内痰热者，可取定喘汤、文蛤汤意。⑩表邪轻或无表邪而热郁重者，宜为宣透，如麻黄杏仁甘草石膏汤、文蛤汤。外邪不重者，亦可以宋后之荆防败毒散、九味羌活汤、羌活胜湿汤、三拗汤、华盖散等意治之，且可兼顾风寒湿热之兼杂。总以透达表里内外，给邪以出路为第一要义。夹虚者，平脉解舌解症，视其阴阳气血不足而补之。

## 【病例 3】中风（脑梗死后遗症）

鲍某，男，60 岁，藁城人。

2011 年 3 月 28 日初诊：间断言语不利、舌僵 2 年，加重半月，伴右手麻，右腿活动略不利，项疲，吃饭饮水费力，易呛，流涎，多寐，每天睡 10 小时以上，小便频。脉沉弦拘徐，舌嫩红润苔薄。

西医检查：既往发现高血压已 4 年，最高 220/90mmHg，最低 140/90mmHg，即刻血压 180/90mmHg，曾于 2009 年、2010 年两次发作脑梗死，2009 年为双基底节、脑干梗死，本次未做 CT。

证属：正气内虚，寒痹经脉。

法宜：扶正散寒，除痹通脉。

方宗：小续命汤加减。

葛根 12g，桂枝 10g，当归 12g，川芎 8g，麻黄 7g，杏仁 10g，石菖蒲 6g，炮附子 15g（先煎），细辛 6g，羌活 9g，独活 9g，防风 10g，赤白芍各 10g，党参 12g，蜈蚣 10 条，全蝎 10g，炙甘草 8g。

4 剂，加辅汗三法，取汗，汗出透后，改 1 日 1 剂。

2011 年 4 月 4 日二诊：第一剂温覆未啜粥即汗出 30 分钟，舌僵、易呛、项疲均减，仍多寐，每天大于 10 小时，眼黏、手麻如前，脉沉弦拘减徐，舌嫩红苔薄。

降压药已停 1 周，即刻血压 180/85mmHg。

汗出未彻，寒痹未解，继服上方，再汗，4 剂。

2011 年 4 月 11 日三诊：汗已透，出了一夜，全身皆见，汗后舌见软未呛，流涎、嗜睡如前，小便正常，项疲除，脉沉弦徐，舌嫩红苔白。血压 195/110mmHg（未服降压药），仍予上方，不再用辅汗之法，仍予温阳解痉。

葛根 15g，防风 10g，当归 12g，炮附子 12g（先煎），川芎 8g，桃仁 15g，红花 15g，桂枝 10g，僵蚕 15g，全蝎 10g，赤白芍 12g，羌活 9g，独活 9g，麻黄 6g，蜈蚣 15 条，地龙 15g，蝉蜕 12g。

6 剂，水煎服，一日三服。

2011 年 4 月 18 日四诊：嗜睡减，舌僵不著，言语较清，项不皱，流涎少。

血压 145/80mmHg，未服降压药已 3 周。

上方，加生黄芪 18g，7 剂。

按：患者脉沉弦徐而拘，沉主里，徐为正虚，弦拘乃寒痹经脉，故断为正气内虚，寒痹经脉，诸症皆为经脉痹阻之象，但痹阻之原因主要凭脉判断之。方选小续命汤，切合病机，故而奏效。此乃李士懋教授应用汗法的经典病例，李士懋教授将原方加止痉散、羌活、独活，以加强搜风解痉之功，加葛根以治其项皱，加石菖蒲以通其舌窍，大大地增加了临床疗效。因脉无热象，故去杏仁、黄芩，以免在驱邪中掣肘。

本方出自《备急千金要方》卷八。方由麻黄、防己（《外台》引崔氏不用防己）、人参、黄芩、桂心、甘草、芍药、杏仁各一两，附子一枚，防风一两半，生姜五两组成。上十二味㕮咀，以水一斗二升，先煮麻黄三沸去沫。纳诸药，煮取三升，分三服；不愈更合三四剂，取汗。功能祛风扶正，主治中风卒起，筋脉拘急，半身不遂，口目不正，舌强不能语，或神志闷乱等。是真中风之方剂，兼治风寒湿痹疼痛者。

李士懋教授将原方合虫类药蜈蚣、全蝎，以加强搜风止痉之功，加细辛以启肾阳，葛根生津止痉，石菖蒲通窍，当归养血，大大加强了原方之功效，故取效甚速。

小续命汤乃治六经中风之通剂，吴崑在《医方考》中说："麻黄、杏仁，麻黄汤也，仲景以之治太阳证之伤寒；桂枝、芍药，桂枝汤也，仲景以之治太阳证之中风。中风而有头疼、身热、脊强者，皆在所必用也。人参、甘草，四君子之二也，《局方》用之以补气；芍药、川芎，四物汤之二也，《局方》用之以养血。中风而有气虚、血虚者，皆在所必用也。风淫未疾，故佐以防风；湿淫腹疾，故佐以防己；阴淫寒疾，故佐以附子；阳淫热疾，故佐以黄芩。盖病不单来，杂揉而至，故其用药，亦兼该也。"吴鹤皋在《成方便读》中亦说："方中用麻黄、桂枝、防风、防己大队入太阳之经祛风逐湿者，以开其表；邪壅于外，则里气不宣，里既不宣，则郁而为热，故以杏仁利之，黄芩清之；而邪之所凑，其气必虚，故以人参、甘草，益气而调中；白芍、川芎，护营而和血；用附子者，既可助补药之力，又能济麻黄以行表也；姜、枣为引者，和营卫耳。"

李士懋教授也甚为推崇此方，作为正虚寒痹经脉之要方，兼以痉脉作为应用此方的主要指征。李士懋教授说，近代自从出了张锡纯之镇肝熄风汤，现代人将高血压兼脑中风患者一概应用镇肝熄风汤治疗是片面的，未能体现以中医理论为指导的辨证论治精神。对于阴虚阳亢之高血压、脑中风使用镇肝熄风汤是对证的，但阴虚阳亢是有中医指征的，尤其是脉诊，当为弦劲或弦涌之脉，方可断为阴虚阳亢，若为痉脉兼无力，虽然症状相似，均为半身不遂、言语不利、高血压等，则应断为正虚寒痹经脉，主以小续命汤为确。

关于中风的概念，五版《中医内科学》中是这样说的"中风又名卒中——本病是以突然昏倒、不省人事，伴口眼㖞斜，半身不遂，语言不利，或不经昏扑而仅以半身不遂为主症的一种疾病。本病的性质在唐以前侧重于寒，认为风从外入，即以"外风"学说为主，多以"内虚邪中"立论。如《灵枢·刺节真邪》篇云"虚邪偏客于身半，其入深，内据营卫，营卫稍衰，则真气去，邪气独留，发为偏枯"，《素问·风论》篇说"风中五脏六腑之输，亦为脏腑之风，各入其门户所中，则为偏风"。《金匮要略》亦秉从《内经》之意，指出外风为主的机理是络脉空虚，外风入中，复以中络、中经、中腑、中脏来阐明受邪的轻重深浅。唐宋以后，则多以

"内风立论"，特别是在金元时代，如刘河间主火、李东垣主气虚、朱丹溪主痰湿，到了明代张景岳从真阴真阳学说出发，更是提出非风之论，清代叶天士亦主肾阴虚，肝阳化风之论。近代名医程门雪对中风是这样总结的："总的来说，中风是经络间病。外风中经络，是因虚而召风，其虚以气为主，以脾为主；内风亦扰经络，是因虚而风动，其虚以阴液为主，以肝肾为主。内外风相引相煽致病，为最普遍。"

### 【病例4】耳闭

牛某，男，44岁，石家庄人。

2014年6月27日初诊。主诉：左耳堵塞感月余。兼证：自己说话有回音。脉沉弦拘，舌可，口唇暗。

西医检查：既往高血压10年，服降压药后血压120/80mmHg，血脂亦高。

证属：寒客清窍。

法宜：散寒通窍。

方宗：寒痉汤加味。

麻黄9g，桂枝12g，细辛8g，炮附子12g（先煎），生姜10片，川芎8g，羌活8g，路路通15g，桃仁12g，红花12g，全蝎10g，蜈蚣10条，僵蚕15g。

3剂，加辅汗三法取汗，汗透后改一日一剂。

2014年6月30日二诊：脉沉弦拘减。

服药后，汗出未透，耳堵如前，上方4剂，取汗。

2014年7月5日三诊：脉沉弦稍数，弦拘已除，舌嫩红少苔。

全身见潮汗，手足心亦见，汗已透。耳堵明显减轻。

证属：少阳郁热。

法宜：和解少阳，清透郁热。

方宗：小柴胡汤合升降散。

柴胡 12g，清半夏 15g，炙甘草 9g，泽泻 18g，黄芩 9g，党参 7g，生姜 3 片，白术 10g，僵蚕 12g，蝉蜕 8g，姜黄 10g，大黄 5g，栀子 10g。

7 剂，水煎服，日一剂。

按：经云：清阳出上窍。故清阳出于眼则能视，出于鼻则能嗅，出于耳则能闻。若因寒邪痹郁，清阳则不能出于上窍，则会出现视而不明、嗅而不香、闻而不聪。此例患者证现耳堵，是为清阳不能出于上窍使然。其总的原因有二，一是邪阻而清阳不升；二是正虚清阳无力上升。虚实之变当平脉而定。脉见沉弦拘，是为寒邪痹郁之证，痹在何处？症见耳堵，故断为寒痹清窍，唇暗乃血行不畅，亦寒邪痹郁所致。主以辛温散寒，佐以活血解痉之品治之。加上能够确保汗出的辅汗三法，冀其汗出邪却，然一诊汗出未透，耳堵未减。

说到这里，我们提个问题，何谓汗透？《伤寒论》中桂枝汤将息法给出了答案"遍身漐漐，微似有汗者益佳，不可如水流漓，病必不除"，这就是汗透的标准。李士懋教授将此称之为正汗，并概括出正汗的四个标准：①微似有汗；②遍身皆见；③持续不断；④汗出而脉静身凉。非此则为邪汗，诸如大汗、局部出汗、阵汗、汗出不静身不凉等。

正汗出意味着人身处于阴阳和的状态，阴阳和又有两个条件，一是阴阳充盛；二是阴阳升降出入的道路通畅。否则就不能达到阴阳和的状态，亦不能正汗出。本案正汗未出，经络未畅，清阳未达上窍，故证如前。二诊再汗，全身潮汗已出，证随汗减。

此例患者病程较短，故而正汗一出，痉脉即除，倘若病程迁延日久者，则痉脉不一定一次透汗即能解除，往往多次透汗，痉脉亦不能除，如临床上多年的属寒凝证的高血压患者多有此现象，那么是不是需要反复多次使用狭义发汗法才能达到此目的呢？这是需要我们思考和谨慎地在临床验证的。

如果通过自身的锻炼，经常能达到正汗出的状态，再辅以药物的帮助，久而久之，或许能够彻底解除高血压病等具有寒凝证的慢性病的寒凝状态，而治愈之。

因为正汗是一种人体的正常状态，长期保持这种状态还须自我调节，若总依赖药物的调节，即使是中药，就如同工厂开工资依靠贷款一样难以持久，必须有自己的产品，才能可持续发展。

具体操作，就是根据李士懋教授的汗法理论，按照正汗出的条件来执行。正汗出意味着阴阳和，意味着阴阳充盛、阴阳升降出入的道路通畅。运动是调节出汗的最好方法。在营养充足、休息好的前提下进行适当运动，就可以达到汗出的状态，要想做到"遍身漐漐微似汗出"，就要对出汗进行主动调控。只要有耐心便是不难做到的，难的是坚持。如此下来，长期保持正汗，也就是保持一种阴阳和的状态，诸多顽固慢性寒凝证，必然冰释，从而达到自然康复。医疗手段则变成辅助作用，也就实现了"三分治七分养"的古意。

**【病例5】痹症**

王某，女，38 岁，家住井陉。

2013 年 11 月 25 日初诊，腰酸痛 4 年，生孩子以后出现，站立时感觉腰似折，走路多时腿麻酸，平时感觉腰发空。食少，吃半饱，吃饱则胃不适，吸凉气胃亦难受。素怕冷，手足凉。月经提前 2～3 天，色黑。脉沉弦紧略数，舌嫩，有瘀点。

证属：寒痹热郁。

法宜：散寒透热。

方宗：小青龙加石膏汤加减。

麻黄 9g，细辛 7g，干姜 8g，炮附子 12g（先煎），石膏 18g，白芍 12g，桂枝 12g，五味子 6g，半夏 10g，生姜 10 片。

4 剂，加辅汗三法，取汗，汗透改一日一剂。

2013 年 11 月 30 日二诊，脉沉弦细紧，舌淡苔白，有瘀点。

药后已汗，患者服药后，腰酸痛症状减轻 60% ～ 70%，但饮食仍少，余不著。

李士懋教授嘱咐：上方再汗，去石膏，3 剂。

按：患者证见产后腰部酸痛为主，脉现沉弦紧略数，沉主里，弦紧主寒，数乃热郁，故断为寒痹热郁，主以小青龙加石膏汤，一散寒痹，一清热郁，在辅汗三法的帮助下药后汗出证减，且热郁已除，故二诊去石膏。又因紧脉未解故而再汗。

辅汗三法是狭义汗法必用之三种辅助方法，是从桂枝汤将息法转来，李士懋教授将其总结为：啜粥、温覆、连服。作用有三：一是助其发汗之力，二是调节汗量；三是益胃气。有此三法相助，故能必使汗出。而且使用辅汗三法后，就连升阳除湿剂、辛凉宣透、和解少阳剂等均可以变成狭义汗剂。

在《汗法临证发微》一书中，李士懋教授明确提出根据正汗以判断病情转归的测汗法。李士懋教授认为测汗法之理论肇端《黄帝内经》。如《素问·评热病论》曰："今邪气交争于骨肉而得汗者，是邪却而精胜也。"然而测汗法之体系乃仲景所创，主要见于《伤寒论》桂枝汤将息法。云："遍身漐漐，微似有汗者益佳，不可如流漓，病必不除。"在这里仲景从汗的角度表达了两层意思：一是正汗概念的提出，二是测正汗法的方法。

进而仲景又讲"若一服汗出病差，停后服，不必尽剂"。一服即测得正汗则病瘥。"若不汗，更服汗依前法，又不汗，后服小促其间，半日许令三服尽……若汗不出，及服至二三剂"。

如果不能测得正汗，指导人们继续服药，虽然仲景已广泛应用测汗法，但未上升为理论，如 109 条："自汗出，小便利，其病欲解。"不仅有测汗法，尚有测尿法、测屎法、测血法等。

"测汗"二字，首见于《吴医汇讲·温热论述》"救阳不在血而在养津与测汗"，其理始明，又因王孟英之删改，使测汗法这一重要学术思想几乎被埋灭。

李士懋教授溯本求源，精研古籍，将测汗法之源流、内涵进行了发掘，使之明于世，光彩重现。李士懋教授认为，测汗法不是治则，更非汗法，而是判断病情转归的一种客观方法。它包括了狭义发汗法与广义发汗法。正如章虚谷所云："测汗者，测之以审津液之存亡、气机之通塞也。"是一个普遍法则、标准，适用于外感病的各个阶段，亦适用于部分内伤杂病。

## 【病例6】发热（急性上吸道感染）

钱某，女，32岁。

2013年8月30日初诊。主诉：发热两天。现病史：体温38.8℃，未服退热药而汗出，现体温38.2℃，周身疼，咽痛，恶心欲呕，无汗恶寒。舌淡苔薄，沉弦数按减。

证属：少阳证。

法宜：和解少阳。

方宗：小柴胡汤加减。

柴胡10g，黄芩9g，党参12g，生姜9g，炙甘草6g，云芩12g，羌活6g，前胡10g，川芎7g，独活6g，桂枝7g。

3剂，加辅汗三法取汗，服二剂。

复诊：药后热退。

按：此例李士懋教授诊为少阳证，与小柴胡汤加辅汗三法发汗。然伤寒少阳证禁汗，如仲景云："少阳不可发汗，发汗则谵语，此属胃，胃和则愈，胃不和，则烦而悸。"李士懋教授此举是否与经典相悖？其实这里存在一个对经典、对少阳证的认识问题。首先，传统的教科书认为少阳证乃半表半里证，半表半里是一个部位概念，表为太阳，里为阳明，少阳居于半表半里。但又无法解释《伤寒论》原著将少阳证编排在阳明证之后，太阴证之前，故有人强责之为错简。

然而李士懋教授不以错简为然，李士懋教授认为《伤寒论》的编排无错简，《伤寒论》的主要精神是论述人体阳气的盛衰，三阳为阳盛，三阴为阳衰。太阳为阳盛、阳明为阳极，少阳在三阳之中为小阳、弱阳。少阳证是病机概念，而非病位概念。其实质是半虚半实、半阴半阳证，少阳证既有阳气郁结的一面，又有里虚不足的一面。

李士懋教授对于"但见一证便是，不必悉具"这句话亦有自己独立的思考。一般都理解为见少阳病提纲三症及小柴胡汤四主症，共七症，其一症即可使用小柴胡汤，这种理解是片面的，这些症可因多种原因而引起，非独小柴胡汤证专有。

另外对原文的解读也是片面的。《伤寒论》101 条云："伤寒中风，有柴胡证，但见一证便是，不必悉具。"前提是伤寒中风之太阳表证，抛开"伤寒中风"这一前提，无疑是断章取义。李士懋教授认为"但见一证便是"论述的是传变的问题，并通过对少阳证的深入研究，提出诊断小柴胡汤证的依据有两点：一为脉弦，可见沉、拘紧、数、按之减；二为胸胁苦满，往来寒热，口苦，心烦喜呕，目眩，默默不欲饮食，咽干七症中，但见一症，又见脉弦，即可诊为少阳病（详见《中医临证一得集》）。此例患者脉见沉弦数，按之减，证见寒热欲呕，断为少阳证。

故以小柴胡汤之柴芩疏邪之结，参草姜枣益胃扶正，半夏交通阴阳。使正胜邪却，蒸蒸而振，汗出而解。所谓少阳禁汗之说，实质在于因少阳证有正虚的一面，故禁用单纯强力发汗，恐伤其正。但少阳证喜汗解之意在于少阳病正胜邪却，阴阳调和，阳加于阴而为汗，正如《伤寒论》第 102 条和第 230 条所云："凡柴胡汤病证而下之，若柴胡证不罢者，复与柴胡汤，必蒸蒸而振，却发热汗出而解。""可与小柴胡汤。上焦得通，津液得下，胃气因和，身濈然而汗出解也。"故而此例正汗一出则病解。

明此理，就可以理解李士懋教授在此案中加辅汗三法发汗之意，此时小柴胡汤在辅汗三法的协助下，已由和解剂变为扶正解表的发汗剂。可见扶正的问题被解决，就突破了少阳病禁汗的范畴。理明法出，随心所欲。

同理传统教材上的辛凉解表剂单独使用时其实也非发汗剂，只是辛凉宣透剂属于广义汗法，如加辅汗三法，才变成狭义发汗剂；桂枝汤亦非发汗之代表方，乃轻补阴阳之方，只有加辅汗三法才变成扶正解表方。

**【病例7】头痛（神经性头痛）**

王某，女，70岁。

2013年11月7日初诊：证见头痛热胀欲裂，脉阳弦拘尺沉，舌可。

血压：160/100mmHg。

证属：阳虚寒束。

法宜：温阳散寒。

方宗：寒痉汤。

麻黄8g，桂枝9g，生姜10片，大枣7枚，细辛7g，全蝎10g，蜈蚣10条，炮附子12g（先煎）。

2剂，水煎服，加辅汗三法，取汗。

2013年11月9日二诊：脉弦数，尺沉。

述服一剂汗透，上半身热、腰以下冷、头如箍除，太阳穴处及腰尚痛，血压高。

证属：郁热，盛于上而虚于下。

法宜：透热于上，温补于下。

方宗：升降散合益肾之品。

僵蚕12g，蝉蜕7g，姜黄10g，大黄5g，栀子10g，熟地黄15g，山芋肉15g，菟丝子15g，桑寄生30g。

3剂，水煎服。

2013年11月11日三诊，脉沉滑稍数，头尚痛。调整处方如下：

僵蚕12g，蝉蜕6g，姜黄9g，大黄6g，川芎8g，羌活8g，蔓荆子10g，栀子9g。

2剂，水煎服。

按：仅从患者头痛热胀欲裂，血压偏高的角度来看此例，很容易使人想到火盛、阳亢之病机，从而使用清火泻火、滋阴潜阳之品。李士懋教授认为："头为诸阳之会""脑为髓海"，故头脑精明灵敏需要清阳上承、阴精上充，若因邪阻致使清阳阴精无法上达，或因清阳阴精不足无力上达，皆可使阳虚髓空而致头痛。对于正虚邪阻的判断当以脉为主。故而从脉的角度来看此案却又是一种完全不同的结果。假使如属火盛、阳亢之病机，其脉当见弦数或弦涌动数劲等象。而实际诊其脉为阳弦拘尺沉，完全没有弦数、涌动之象。头痛而见阳脉弦拘提示头部有寒邪痹郁，尺沉乃肾虚。故证属阳虚寒束之征。《素问·五脏生成》所讲"是以头痛巅疾，下虚上实，过在足少阴巨阳，甚则入肾"，即是此意。热胀之感当源于头为诸阳之会，寒束于表为本，热郁于里为标，且尺脉沉，此热或为虚阳上浮夹杂也未为可知。

外有寒里有虚能不能用汗法？仲景在汗法禁忌里提出正虚不可发汗，似乎是为正虚禁汗立了规矩。经典是要活看的，李士懋教授认为汗法可以用于表证、里证、虚实相间证、阳虚寒凝证。仲景正虚禁汗之法是有条件的，乃限于单纯使用汗法，但对于扶正解表散寒却不是禁忌，如麻黄附子汤、麻黄附子细辛汤的使用即是明证。故而李士懋教授以自创寒痉汤（即桂枝去芍药加麻黄附子细辛汤）合止痉散，加辅汗三法以温其阳，以散其寒。年高正虚不可久汗，方用两剂，药后证减。

患者二诊脉转弦数尺沉，拘象已除，脉象改变说明寒痹已解，病机已变，不可再拘于寒痹。脉弦数为热郁于上，尺沉为水亏于下，故以升降散合益肾之品，体现了动态诊治，方无定方，法无定法的临床思辨精神。

**【病例8】不寐**

吴某，男，33岁，已婚，石家庄人。

2013年8月24日初诊。睡不解乏，精神差两月余，浅睡，每日睡6小时，易烦，大便溏，每日两行，食可。体重从2008年始增加，现重达120公斤。脉沉弦紧滞，舌略红苔薄黄。

证属：寒痹热郁。

法宜：外散风寒，清透郁热。

方宗：防风通圣散加减。

生大黄9g，荆芥9g，生麻黄9g，栀子15g，赤芍12g，连翘12g，生甘草6g，桔梗10g，川芎5g，当归10g，生石膏20g，滑石15g，薄荷10g，浮萍10g，生白术10g，黄芩9g，生姜10片，桂枝12g。

7剂，加辅汗三法（温覆、啜粥、连服），三小时服一煎，汗透后，改一日一剂。

2013年9月7日二诊。药后汗已出透，自觉有精神好转，周身轻松。左脉沉滑数，右脉沉弦紧数，上方去浮萍，加竹沥水40mL分冲，胆南星10g。三剂，再汗。后电话随访，再汗后全身舒服。

按：没有精神虽然只是一个临床症状，但是对于病人确实也是很痛苦的事。西医可以轻描淡写地诊断一个神经官能症之类，或者大动干戈地做一番细致深入的检查，得出一个有诊断而治不了或者无诊断没法治的结论。而在中医呢，又往往仅凭借没精神、便溏得出脾虚湿阻、清阳不升证，而与健脾化湿升清之治，此亦是只见其表，不见其里。平脉辨证可以使我们看到事情的真相。该患者脉见沉弦紧滞数，沉主里、弦主气，紧滞属寒痹于外，数乃热郁于内。故可断为证属寒闭热郁，寒痹于外，一来阳气不能宣发，二来使阳热内郁于里，不得外透，热郁则心烦寐差，休息不好自然没有精神。便溏乃热迫所致。故以防风通圣散加辅汗三法以在外散其寒闭，在内清透郁热。因其寒闭甚而加桂枝、生姜；因其便溏而去芒硝之攻下。汗后证减，患者精神转佳。二诊左脉转滑数，乃痰热内郁之象，故加竹沥、胆南星以去痰热；右脉仍然沉弦紧数，故而再汗。

在《伤寒论》中麻黄汤是一个大法，有很多加减变化。风寒表实证，脉浮紧或沉紧，证见恶寒发热，身疼无汗者，主以麻黄汤；若寒闭甚兼有热郁者，变为大青龙汤；外寒内饮者，则变为小青龙汤；病机转化，热多寒少者，则变为桂枝二麻黄一汤；汗出而喘，热邪壅肺者，则去桂枝加石膏，变为麻杏甘石汤；如果病机复杂，寒痹于外，实热及有形之物内郁，则主以防风通圣散；若为风湿在表，一身尽痛，则麻杏苡甘汤发其汗，但微微似欲汗出者，风湿俱去也。六经气血不足，兼有湿热、血瘀，猝然中风，喁僻不遂，麻黄汤加防风、附子、防己、白芍、川芎、人参、黄芩，则变为六经中风之通剂小续命汤等，所以麻黄汤非仅为发汗解表之用，其功在发越阳气，透转气机，其用甚广。病机的确定皆当以脉为准。

**【病例9】发热（不明原因发热）**

冯某，男 29 岁，邯郸。

2010 年 1 月 3 日初诊，持续发热 2 个月。2 个月前受风寒后，出现咳嗽，无痰，恶寒发热，体温 40℃，目前白天 37.5℃，下午开始升高至 38.5℃，至晨起降至 37.2℃，干咳无痰，无恶寒，纳可，二便调，寐差盗汗。脉沉弦滑数，舌淡红，苔白厚腻。

患者肺结核史 5 年，就诊于邯郸中心医院、省二院，胸片、胸部 CT：右上肺局限性高密度钙化影，曾抗痨治疗 2 个月，期间应用头孢哌酮舒巴坦、左氧氟沙星、喜炎平、双黄连、清开灵、菌必治多种药物静点不效。

证属：痰热蕴伏募原。

法宜：透达膜原。

方宗：达原饮合泻白散。

常山 7g，炒槟榔 10g，川朴 6g，竹茹 10g，知母 6g，草果仁 7g，云苓 12g，滑石 6g，苍术 10g，生白术 10g，黄连 9g，黄芩 9g，青蒿 18g，桑白皮 12g，地骨皮 9g，陈皮 6g，枳实 6g，清半夏 10g，炙甘草 6g。

7 剂，水煎服，一日一剂。

2010 年 1 月 11 日二诊，服用上方后已不发热 2 天，咳嗽消失，脉弦微滑，舌苔白，募原已达，痰热已除，停药。

按：达原饮源自吴又可之《温疫论》，原方组成为：槟榔二钱、厚朴一钱、草果仁五分、知母一钱、黄芩一钱、甘草五分。用水两盏，煎八分，午后温服。但是李士懋教授所用之达原饮源自大学时期所背之《汤头歌诀正续集》，为：槟榔二钱、厚朴一钱、草果仁一钱、知母二钱、黄芩一钱五分、甘草一钱、青皮一钱五分、常山二钱、石菖蒲一钱，清水煎，发前热服，温服取微汗。作者是秦伯未、严苍山。因为用之效佳，一直沿用下来。

李士懋教授不仅善用达原饮，而且对于达原饮的使用提出了标准：一是脉濡数，或濡滑数大；二是苔厚腻而黄，或厚如积粉。见此二证，不论高热多少度，恶寒多重，头身痛多剧烈，皆可以达原饮加减。

患者舌脉均符合李士懋教授提出的标准，故而用之，因兼夹咳嗽，属于痰热壅肺。佐以泻白散。药后汗出热退。足见诊断正确、用方合理。患者并没有使用辅汗三法也未使用麻黄，却也是药后汗出热退，此汗乃邪去正复，阴阳和之故。这又引出一个广义汗法的问题。在李士懋教授的《汗法临证发微》一书中，提出广义法汗法的概念，是指用汗吐下温清补和消八法，令阴阳调和，可使正汗出者，为广义汗法。其机理调和阴阳，令阴阳和而后汗。仲景《伤寒论》所云"津液自和，便自汗出愈"及"阴阳自和者，必自愈"，即是此意。张锡纯云"发汗原无定法，当视其阴阳所虚之处而调补之，或因其病机而利导之，皆能出汗，非必发汗之药始能汗也"。前条李士懋教授使用理阴煎治疗发热病例亦属广义汗法。所以李士懋教授讲，从一定意义上讲，八法皆属于广义汗法，并引用《医学心悟》所云"盖一法之中八法备焉；八法之中百法备焉""凡一切阳虚者皆宜补中发汗，一切阴虚者皆宜养阴发汗，夹热者皆宜清凉发汗，夹寒者皆宜温经发汗，伤食者皆宜消导发汗"。

## 【病例 10】发热

潘某，女，57 岁。

2013 年 11 月 4 日初诊。主诉：高热月余。现病史：高烧，37 ～ 42℃，乏力，先寒战，厚被三床亦战，持续一小时，即高热，约三四小时，至一日反复二三次，用抗生素后起皮疹，持续一个月，在省二院住院 17 天，皮疹痒，夜寐差，稍头晕，口苦。舌嫩红绛裂纹无苔，脉弦濡两尺弦细劲，左尺如刃。

西医检查：既往颈部淋巴结肿大。辅助检查：白细胞（8.8 ～ 17.7）×10⁹/L，中性粒细胞 74.1% ～ 95.71%。

证属：气虚水亏。

法宜：滋阴益气。

方宗：理阴煎合补中益气汤。

熟地黄 40g，山茱萸 30g，升麻 8g，肉桂 6g，党参 15g，当归 12g，炮姜 6g，生黄芪 15g。

6 剂，水煎服，一日三服。

2013 年 11 月 8 日二诊：脉弦细略濡尺略刃。弦细已和缓，刃象除。舌嫩红绛裂无苔。

服药后，汗出身凉，未再发热，身痒稍减，红点减少，稍头晕，口不苦。上方 6 剂，水煎服，一日三服。

2013 年 11 月 11 日三诊：脉细濡（减），右尺弦细，舌嫩红裂纹无苔。

未发热，身痒稍减，头晕，怕风冷。上方加生黄芪15g，甘草7g，桂枝10g，枣7枚，芍药10g。7剂，水煎服，一日三服。

按：患者证见间断寒战高热，经月未愈，看似伤寒未解，然诊其脉，两尺弦细而劲，此乃下焦肝肾阴虚之象，且夫左尺如刃，更是肾水不足为甚，此乃真阴不足，而相火妄动之象；且脉弦濡，濡者软也，脾胃不足之象，是为土虚，土虚不能下制相火，则妄动之相火更加肆虐升腾，故高热作矣。此寒战乃正气与内邪交争之象，终归正虚邪胜，高热频发。舌象亦为气虚阴亏不润。

故李士懋教授方以理阴煎为主，大补真阴不足，兼温虚寒之脾土，佐以补中益气汤以补土制相火。重用熟地黄温补真阴，当归补阴血行气滞，炮姜、肉桂温运脾肾之阳，参芪升麻益气升阳，再佐以山茱萸之酸温，一补肝体、一敛相火。先天后天具足，浮动相火得伏，配伍精妙，堪为师法。药后不汗而汗出，不清而热退，效如桴鼓，属于广义汗法。正如景岳所言"真神剂也"。

张景岳秉"阳常不足，阴本无余"之理，创名方理阴煎，治疗脾肾中虚宜用温润者，理阴煎原文述："此理中汤之变方也。凡脾肾中虚等证，宜刚燥者，当用理中、六君之类；宜温润者，当用理阴、大营之类。欲知调补，当先察此。此方通治真阴虚弱，胀满呕哕，痰饮恶心，吐泻腹痛，妇人经迟血滞等证。又凡真阴不足，或素多劳倦之辈，因而忽感寒邪，不能解散，或发热，或头身疼痛，或面赤舌焦，或虽渴而不喜冷冻饮料，或背心肢体畏寒，但脉见无力者，悉是假热之证。若用寒凉攻之必死，宜速用此汤，照后加减以温补阴分，托散表邪，连进数服，使阴气渐充，则汗从阴达，而寒邪不攻自散，此最切于时用者也，神效不可尽述。"

景岳虽然创此理阴神剂，并给出了相应的症状、病因、病机，但终未明确使用此方当凭何脉，令人在临床使用起来难以得心应手，甚为遗憾。李士懋教授从事临床及教学多年，精于思辨，并平脉辨证，补充了理阴煎

国医大师李士懋平脉辨证医案

治疗阴虚发热之具体脉象指征，这才令此方之幽意得以彰显。具体为："阴脉浮大动数而减，阳脉数而减者，此方用之。阴脉浮大动数，乃水亏不能制阳而相火动，此方滋阴以配阳；减者兼阳气虚也，稍加姜桂，使阳生阴长。此热，可为虚热；亦可为客热，但客热不甚者。这里所说的热不甚，是脉不数实，不等于体温不高。另一种情况是阳脉浮大数，而阴脉沉细数，此阴亏阳浮于上，用此方时，恒加山茱萸、龙骨、牡蛎、龟甲等。若阴脉浮大动数，而阳脉弱者，恒于本方加参芪等，滋阴益气。若阴脉浮大洪数有力者，则本方去姜桂，加知母、黄柏以泄相火。"（详见《平脉辨证经方时方案解》）。李士懋教授所给出的脉象指征是动态的，并有具体的药物加减方法，把握脉象即能执简御繁，合理地运用理阴煎治疗阴虚发热。是对景岳学术思想的发展。

## 【病例 11】阴痒（慢性阴道炎）

江某，女，41 岁，石家庄市人。

2014 年 9 月 12 日初诊，阴痒，阴道灼热感，带下色黄，外阴肿，病史 6 年，加重 2 年。偶尔头晕，腰肩凉痛，喜卧。足凉、身凉，胸闷，月经衍期，舌可，脉沉弦无力。

证属：阳虚寒凝。

法宜：温阳散寒。

方宗：桂甘姜枣麻辛附汤加味。

炮附子 12g（先煎），干姜 10g，桂枝 10g，麻黄 5g，细辛 5g，生姜 4 片，凤眼草 15g，大枣 6 枚，甘草 10g，白术 12g，党参 15g，黄芪 15g，茯苓 15g，当归 12g。14 剂，水煎服。

另：百部 30g，苦参 30g，蛇床子 30g，白鲜皮 30g，地肤子 30g，白矾 20g，7 剂，水煎外洗。

2014 年 9 月 26 日二诊，阴痒减轻，阴道灼热已消失，外阴肿退，头晕、腰、肩、足凉减轻，现行经第 6 天，脉弦滑数减。上方 7 剂，水煎服。

按：根据患者当前的症状，相对复杂之感，属于寒热错杂，但是诊其脉象，再结合症就会得到一个合理的解释，脉沉弦无力，沉主里，弦而无力乃阳虚寒凝之象。可以脉解症，阳虚阴寒内盛解足凉、身凉，腰肩凉痛，喜卧较易理解；阳虚饮邪上干而胸闷亦好理解；但是阳虚而阴痒、肿、热、带黄则比较难于理解。其实，其为阳虚阳郁之证，郁而化热，故见上症。正如尤在泾所言"积阴之下必有伏阳"。属于阳虚寒凝而阳郁。治以桂甘姜枣麻辛附汤，以温阳散寒、发越阳气以解寒凝。加黄芪、党参、当归、茯苓以补充气血之不足，加干姜以温振中阳，二诊诸证减轻明显，辨证准确，治疗恰当。

仲景临床应用汗法甚广，而且严谨，对汗法的禁忌既多又详，概括有三：一为温病忌汗，二为里证禁汗，三为正虚禁汗。但是如果真正认识了汗法内涵，即可"从心所欲而不逾矩"。李士懋教授的汗法理论大大拓展了汗法的应用范围，李士懋教授提出汗法不仅用于表证、里证、虚实相间证，亦可以用于阳虚阴凝证。由于阳虚阴盛而阴寒凝泣收引，故而治疗当在扶阳的基础上使用麻桂剂等辛散之品，意在转其大气，激发鼓舞阳气之布散。方药虽似，方义已变。《金匮要略心典》所云"麻黄非独散寒，且可发越阳气，使通于外，结散阳通，其病自愈"。另外，李士懋教授在此基础上，进一步指出："若虽阳虚阴盛，然脉已成格阳，戴阳，若再使用辛散之品，则当谨慎，防其阴阳离决。若必用其解寒凝，不仅辛散之药量宜小，且须加入山茱萸、龙骨、牡蛎，在温阳辛散的基础上，佐以敛涩镇摄，防其阳气之浮散。"本案虽然使用麻桂剂，但是没有使用辅汗三法，严格讲当为辛温宣散剂，属于广义汗法。

**【病例 12】咳嗽（支气管炎）**

李某，男，42 岁，石家庄市人。

2013 年 12 月 21 日初诊，近 7 天感冒后鼻塞流涕，恶寒，咽痛，经输液治疗后症状减轻，现鼻塞流清涕，咳吐白色泡沫样痰，舌淡嫩，苔白稍厚，脉弦拘减。

证属：外寒内饮。

法宜：散寒化饮。

方宗：小青龙加附子汤。

麻黄 9g，白芍 10g，细辛 6g，炙甘草 8g，桂枝 10g，干姜 8g，半夏 10g，五味子 6g，紫菀 12g，炮附子 10g（先煎），白芷 8g。7 剂，水煎服。

随访，药后病除。

按：患者证见咳嗽，咳痰，病程 7 天，属寒属热，当平脉以辨，脉见弦拘减，弦主气主饮，拘乃寒象，减为不足，故诊为阳虚外寒内饮，主以温阳散寒化饮，方宗小青龙加附子汤，药后症除。此病虽然不复杂，但是有几个问题需要说一说，一是小青龙汤治疗外寒水饮，外寒源于风寒，内饮从何而来呢？此患者正值壮年，没有慢性咳喘病史，病程仅七天，这就涉及水饮的成因问题。一般多认为水饮平素在体内潜伏，感寒而作咳喘，陈修园甚至认为此乃天一之水，瘀蓄而成。对此程门雪所讲颇有见地，他认为"天一之水，精也、血也、津液也，乃人身之至宝，惟患其少，不患其多，安有变为痰饮之理！且其病极重，日以剧增，如痰饮所吐之痰，动辄盈盆盈盏，连年不休，天一之水，岂能若是之多乎？津液所化之痰，岂能若是之易乎？凡此种种，均属可疑之点。实则此水也断非内生，既非内生，当时外来无疑矣。夫以字义论，凡流质从口入者，均名为饮。"不仅如此，程氏尚举《金匮要略》之言以证之，如"病人饮水多，必暴喘满""食少饮多，水停心下"。二是如依程门雪所见，水自外来，那么本例患者之水从何而来呢？病史中曾记载患者感冒输液后症状减轻，好像是线索，有经验的医生多有一种共识，就是很多患者在感冒输液后会出现咳嗽的症状，有的甚至持续数月、数年，而且不少人转到中医治疗。输液之后大量低温液体进入尚在虚弱状态的身体，难以化为津液，而成水饮，下抑肾阳之蒸腾，中困脾阳之运化，上困肺阳之宣发，终成咳喘之疾。这个现象是不是饮自外来的一个注脚呢？三是既为水饮，当用温化，小青龙汤为什么又用白芍、五味子以酸敛呢？盖一以反佐青龙之辛散，二以润辛温之燥烈，阴中求阳之义存焉。四是，寒饮困于肺我们都习惯使用小青龙汤，那么寒饮凌心之心悸、胸闷，寒饮客于下焦之小便不利、腰腹疼痛，客于脾胃之呕、利、痞满等，是否也可以使用小青龙汤加减治疗呢？答案是肯定的，李士懋教授认为寒饮可以变动不居，到处流窜，外可达于肌肤、经脉、筋骨，内可干于脏腑，关键在于掌握寒饮的指征。其指征有二：一是脉弦紧，弦主饮，紧主寒。未必浮，也未必数。当有力，尤以沉取有力。若无力为虚，当加温补之品。二是症，有此脉，且有以寒饮可解的一二症，即可诊为寒饮，小青龙汤主之。亦可加辅汗三法，有表者可汗，无表而纯为里证者，亦可汗。因汗法不仅解表，关键在于开达玄府，使阳气通达升发，"离照当空，阴霾自散"。

**【病例 13】不寐（神经衰弱症）**

秦某，男，37 岁，石家庄市人。

2014 年 8 月 16 日初诊，入睡难，阴囊潮湿，臀多汗，偶胸闷痛，大便日 2～3 次，时溏，畏寒。舌稍暗，脉沉滑无力，右脉偏弦。

证属：阳虚湿蕴。

法宜：温阳化湿。

方宗：附子汤。

炮附子 15g（先煎），党参 10g，白术 10g，茯苓 15g，黄芪 15g，生半夏 30g。

7剂，水煎服。

2014年8月25日二诊，药后可深睡眠每晚5～6小时，阴囊潮湿、臀多汗、胸闷均减轻，畏寒如故，舌可，脉沉弦减。

上方加桂枝12g，7剂，水煎服。

2014年9月6日三诊，寐已可，胸不闷，畏寒、阴囊潮湿、臀汗均减轻，大便日2～3次，成形，脉沉滑无力。

8月16日方去生半夏加干姜6g，五味子6g，7剂，水煎服。

按：患者以不寐为主症，兼见阴囊潮湿、畏寒胸闷、便频且溏，脉象沉滑无力，沉主里，滑主痰湿，无力为虚，结合症状断为阳虚湿蕴，舌暗并非血瘀之象，以脉解之，乃阳虚湿阻血运不畅所致。阳虚阴盛，阳气被阻于外，阴阳不能相交，故不寐；且《灵枢·大惑论》云"夫卫气者，昼日常行于阳，夜行于阴，故阳气尽则卧，阴气尽则寤"，故湿阻于内，导致卫气不能夜行于阴亦能引起不寐。故治以温阳健脾化湿之法，方用附子汤温阳健脾，加半夏是取半夏秫米汤之意，交通阴阳。

不寐证，在第五版《中医内科学》中分虚实两类，共计五个证型，有肝郁化火、痰热内扰、阴虚火旺、心脾两虚、心胆气虚。很少有阳虚的论述，李士懋教授通过多年的理论与实践研究，认为不寐属于神志病变，凡是影响正气奉养心神的因素，都可以影响心神的功能，而这些因素不外邪扰和正虚两类。正虚者包括阴阳气血之虚、心经自虚及其他脏腑正虚而不能奉养。邪扰属实，实者，包括六淫、七情、不内外因及内生之邪；病位或心经自病或其他脏腑上扰于心。尚有虚实夹杂者，当辨虚实孰多孰少，其辨证之关键在于首分虚实，以脉定证。倘能知此，则全局在胸，不囿于一方一法，或几个僵死的套路，圆机活法。众多的方子可以随手拈来，皆成治不寐的妙方。

# 第四章  火郁病案研究

## 一、火郁的概念

所谓郁，即不得透达之义。《丹溪心法》曰："郁者，结聚而不得发越也，当升者不得升，当降者不得降，当变化者不得变化也，此为传化失常。"李士懋教授在《中医临证一得集·论火郁》中给出定义："火郁，乃火热被遏伏于内不得透发。"

笔者在学习的过程中曾纠结于火与热是否为同一证，可否用同样的方法治疗，经多方查证得出如下结论，正确与否尚请同道斧正。《素问·阴阳应象大论》："南方生热，热生火。"《素问·疟论》："病之发也，如火之热。"《素问·五常政大论》："火纵其暴，地乃暑，大热消烁。"《素问·六元正纪大论》："二之气，火反郁，白埃四起，云趋雨府，风不胜湿，雨乃零，民乃康。其病热郁于上，咳逆呕吐，疮发于中，胸嗌不利，头痛身热，昏愦脓疮。""必赞其阳火，令御甚寒，从气异同，少多其判也，同寒者以热化，同湿者以燥化。"《素问·本病论》："火胜热化。"《素问·至真要大论》："火淫所胜，平以酸冷，佐以苦甘，以酸收之，以苦发之，以酸复之，热淫同。""所谓火燥热也。"通过上述经文可以看出，在生理情况下火和热可以互生，如钻木取火为热生火，生火取暖则火生热。在病理情况下热郁而化火，如过去农村睡火炕，如果炕烧得太热则导致睡在热炕上的人出现口干舌燥、目赤咽痛等上火的症状；火郁变生热，如风寒感冒时寒邪外束，生理之火不能外达，郁于体内而化热出现高热的症状。可见火与热同源而异名，火为物质，热为功能，二者可以互生互化。病理情况下有程度的不同，热为火之渐，火为热之极，治疗时可一视同仁。故而李士懋教授将火郁的概念定义为火热被遏，而非火被遏。

## 二、火郁的病因病机

火郁一词首见于《素问·六元正纪大论》。《素问·调经论》云："上焦不通利，则皮肤致密，腠理闭塞，玄府不通，卫气不得泄越，故外热。"论述了气郁不得泄而生热的病理机制。其后历代医家均有认识与发展，李士懋教授在《中医临证一得集·论火郁》论述："人身之气，升降出入，运行不息，神明变化所由生也。一旦气机郁遏不达，升降出入不畅，阳气失其冲和之性，即郁而化热，此即'气有余便是火'之谓。"《诸病源候论·痰饮病诸候》："热气与痰水相搏，聚而不散，故令身体虚热。"《备急千金要方·论诊候第四》："凡人火气不调，举身蒸热。"《素问玄机原病式》认为外感六淫、内生五邪、饮食积滞均可导致阳气怫郁；《脾胃论》云："凡四肢疲困，肌热，筋骨间热，如火燎肌肤，扪之烙手，是阳气郁于脾土之中而为火也。"何梦瑶在《医碥》中对郁热的病因论述较为详细，将其分为风寒、饮食、痰饮、瘀血、水湿、肝气、脾气等。

由此可见，外感六淫、内生五邪、七情内伤以及痰饮、瘀血、宿食等均可导致气的运行不畅而致火郁的发生。

## 三、火郁的诊断

火郁的临床表现不拘一格，因热郁于内，故可呈内热之象，如渴喜冷饮，口气秽浊，胸膈灼热等，因阳气不能外达可表现为恶寒肢冷、脘腹冷凉。因热郁的部位不同可表现为不同的脏腑郁热的症状。

诊断火郁的关键在于脉。因火热郁于内，气血不能外达以鼓荡血脉，故脉必沉。如若不沉则是阳热亢盛，或阴虚火旺，虚阳外越。火热之脉本就数，现火郁于内，奋力挣扎外越却不能遂愿，必躁动不安。典型的火郁之脉为沉而躁数，造成火郁的病因不同，亦可有其他兼脉，如痰浊阻滞或饮食积滞而热郁于内可兼滑脉，因寒束于经脉而热郁于内可兼拘紧之脉，因情志不遂而热郁于内可兼弦脉，因瘀血阻滞而热郁于内其脉更加无定踪，因瘀血无定脉，要结合舌症判断。

李士懋教授强调，火郁脉因郁闭程度及火热盛衰的不同而呈动态变化。若热郁得伸，已有外达之势者，脉可由沉渐浮；或郁闭重则脉可见沉细、沉迟、沉涩、沉而促结，甚至脉伏、脉厥，但按之必有躁动不宁之象。

## 四、火郁的治疗

《素问·六元正纪大论》论述道："岐伯曰：木郁达之，火郁发之，土郁夺之，金郁泄之，水郁折之。"给我们定下了火郁证治疗的总纲。王冰注解火郁发之为汗解，李士懋教授认为有失偏颇，发者越也，凡能畅达气机，使郁热得以透发者，皆谓之发。针对火郁的病因，下法、清法、透法、泄法、和法、温法均可因证选用。如《伤寒论·太阳病脉证并治》"二阳并病……设面色缘缘正赤者，阳气怫郁在表，当解之熏之""太阳病，六七日表证仍在，脉微而沉，反不结胸；其人发狂者，以热在下焦，少腹当硬满，小便自利者，下血乃愈。所以然者，以太阳随经，瘀热在里故也"。钱乙用泻白散治肺火伏郁，用泻黄散治脾经伏火，用泻青丸治肝经郁热，用导赤散治心胸郁热；《太平惠民和剂局方》之凉膈散治上中二焦邪郁生热，《脾胃论》中的清胃散发散胃中郁热；以及《伤寒论》之麻杏石甘汤、大青龙汤、越婢汤，《东垣试效方》中的普济消毒饮等均为火郁发之之剂。

李士懋教授治疗火郁证如天马行空，不拘一格。只要病机相合，经方时方选用范围甚广，然观其医案以新加升降散为多。升降散载于《万病回春》而无方名，至清代杨栗山将其命名为升降散，从此广为流传。此方在李士懋教授《经方时方解》中论述颇为详尽，在此不再赘述。

下面分析李士懋教授治疗火郁症医案数例，以期传递李士懋教授之学术经验，如能让读者从中得到点滴收获，荣幸之至。

## 【病例14】寒热错杂（纵隔肿瘤）

张某，男，66岁，泊头人。

2012年9月10日初诊：咽部有痰，自胸部至肛门有突然下坠感，转瞬即止，头、手散在红疹如绿豆大小，按之疼痛，腰背痛，有时头昏。病史10余天。8个月前曾反复高热，诊断为纵隔肿瘤，于天津某医院放疗30次，化疗1次。舌淡红苔薄白，脉沉弦滑数，左减。

证属：肝虚，寒热错杂，热郁气分。

法宜：温肝，清透郁热。

方宗：乌梅丸加清透郁热之品。

乌梅9g，川椒5g，黄连9g，茯苓15g，鸡内金15g，细辛6g，生黄芪15g，肉苁蓉12g，栝楼18g，干姜6g，当归12g，白术10g，巴戟天12g，半夏12g，桂枝9g，红参12g，延胡索10g，砂仁4g，浙贝母12g，薏苡仁30g，土鳖虫10g，栀子10g，姜黄10g，黄药子12g，莪术12g，炮附子12g（先煎），鳖甲30g（先煎）。

14剂，水煎服，日一剂。另梅花点舌丹3盒。

药后除仍有时头昏外，余症已除。继续平脉辨证调理。

按：此患者症状怪异，自胸部至肛门突然下坠感之症文献难觅，依古训怪病多痰宜从痰治之。疹之种类繁多，可有麻疹、风疹、隐疹、湿疹之别，亦可见于温热病中，多因外感风、湿、热时邪，或过敏，或热入营血，或久病耗血而致血虚生风化燥，肌肤失养所致。麻疹为儿童传染病，风疹疹形细小，隐疹时隐时现，均不符合此患者之临床表现，故可排除。此患者不具备温病的特点，故可排除热入营血之证。湿疹表现多样，可为红斑、丘疹、水疱，可渗液、糜烂，多伴有瘙痒，而此患者之疹为按之疼痛，并无瘙痒，亦无渗液、水疱，更无糜烂可言。因此很难给其定为什么类型的疹，但我们却可以给其定证。山西老中医李可说过，中医治疗疾病"不但不考虑西医病名，连中医的病名也无须深究"。

关于疹的病机历代医家多有论述，多认为与风、热相关。《诸病源候论》说："面疮者，谓面上有风热气生疮。"《金匮要略·中风历节病脉证并治第五》曰："邪气中经，则身痒而隐疹。"《金匮要略·水气病脉证并治第十四》云："风气相搏，风强则为隐疹。"吴鞠通《温病条辨》载："温病忌汗者，病由口鼻而入，邪不在足太阳之表，故不得伤太阳经也。时医不知而误发之，若其人热甚血燥，不能蒸汗，温邪郁于肌表血分，故必发斑疹也。"

经查阅文献，疹证大致可分为如下 4 种：

风热证：其特点为来势快，多在上半身，散在或密集，焮热作痒，可伴有恶寒发热、头痛、鼻塞、咳嗽。

湿热证：皮肤可见潮红、水疱、糜烂、流水，多发生于下半身，或伴胸闷、纳呆、大便干结或溏薄。

血热证：疹色鲜艳，甚或有血疱、水疱，或伴有口干、便秘、溲赤。

气阴两虚证：患者多素体虚弱，伴有气短乏力，面色萎黄，食少纳差，面色潮红等症状。

经回顾疹的证型特点，此患者疹发于头、手，似符合风热证，然无其他风热之伴随症状；又因患者有肿瘤化疗 30 次之病史，以平常心态推测必是素体虚弱之躯，然又无虚弱之表现。虽然分析了这么多仍无法确定其证型。怎么办？平脉辨证，脉沉弦滑数，左减。脉弦主肝，左减为肝之阳气虚馁，肝郁不升。数主热，肝阳虚馁，热从何来？盖肝中内寄相火，肝虚气机不舒，相火内郁而化热。滑主痰，痰与热互结，不得透散而热郁于内。肝阳虚，鼓荡无力而脉沉；痰与热结，郁闭气血，使得气血不能鼓荡，脉亦沉。通过脉象分析，此患者为肝阳虚、痰热郁闭、寒热错杂，虚实兼夹之证。肝阳虚，升发无力，而见自胸部至肛门突然下坠感；痰热蕴蒸，郁于肌肤而生疹，痰热阻滞经络，不通则痛，故疹按之疼痛、腰痛；肝之阳气不能升发、痰热阻滞，清阳不升均可导致头昏。

陈士铎在《石室秘录》中说："天师曰：达治者，乃火郁于胸中而不得散，因而达之外也。火气热甚，蕴蓄日久，则热势益盛，往往变为火丹之症，或发砂疹是也。若不急为达之，则火势燎原，立刻灰烬。"

乌梅丸为厥阴篇主方，寒热并用，攻补兼施。附子、干姜、桂枝、川椒、细辛温肝阳；红参、生黄芪益气；当归、乌梅补肝体；黄连、黄药子、栀子、姜黄泻相火，解毒透郁热；茯苓、白术、半夏、薏苡仁健脾祛湿；肉苁蓉、巴戟天补肾精而强腰止痛；鸡内金、延胡索、浙贝母、鳖甲、土鳖虫、莪术活血化瘀、软坚散结。诸药合用肝阳复、痰祛热散而症状消失。

此病例告诉我们火郁之证不仅见于实热证，也可以与虚证、寒证同时并见，临证需平脉辨证，仔细甄别，方能知己知彼，百战不殆。

## 【病例 15】心悸（冠心病）

王某，女，69 岁，农民。

2013 年 10 月 7 日初诊：间断心悸 2 月余，劳累后加重，活动后气短，易疲劳，自汗出，大便不成形，便急，行走则欲便，日 2～3 次，眼不适，口干苦 5 年。舌稍暗，苔白，脉右沉弦滑数，左沉弦细无力。于某综合医院诊断为冠心病。

证属：肝血虚，气分热郁。

法宜：养肝血，清气分郁热。

方宗：升降散加养肝血之品。

当归10g，熟地黄12g，山茱萸30g，白芍15g，僵蚕12g，蝉蜕6g，姜黄9g，栀子10g，黄连10g，葛根12g。

4剂，水煎服，日1剂。

2013年10月18日二诊：口干减轻一半，心悸已除，仍便急，天凉左腿酸，左手麻。脉右沉弦滑数，左沉弦细无力。

上方加柴胡9g，生黄芪12g，7剂，水煎服。药后症状消失。

按：心悸的病因为外感或内伤，致气血阴阳亏虚，心失所养；或痰饮、瘀血阻滞，心脉不畅，引起以心中急剧跳动，惊慌不安，甚则不能自主为主要临床表现的一种病证。发生时，患者自觉心跳快而强，并伴有心前区不适感。属中医学"惊悸"和"怔忡"的范畴。本症可见于多种疾病过程中，多与失眠、健忘、眩晕、耳鸣等并存。《内经》虽无心悸之病名，但有类似症状记载，《素问·举痛论》云："惊则心无所依，神无所归，虑无所定，故气乱矣。"汉代张仲景在《伤寒论》及《金匮要略》中以惊悸、心动悸、心下悸等命名，认为其主要病因有惊扰、水饮、虚损及汗后受邪等，记载了心悸时表现的结、代、促脉，提出了基本治则及炙甘草汤等治疗心悸的常用方剂。《丹溪心法·惊悸怔忡》中提出心悸当"责之虚与痰"的理论。《医林改错》论述了瘀血内阻导致心悸、怔忡，记载了用血府逐瘀汤治疗心悸多获良效。心悸的发生与体虚久病，禀赋不足；劳倦太过伤脾，引起生化之源不足，嗜食膏粱厚味，蕴热化火生痰，或伤脾滋生痰浊；七情所伤，心神动摇，不能自主；感受外邪，风寒湿三气杂至，合而为痹，痹证日久，内舍于心，痹阻心脉；温病、疫毒灼伤营阴，心失所养；外邪内扰心神，心神不安；药物中毒，损伤心气等有关。

心悸的辨证分型较多，常见的有如下7种：

（1）心虚胆怯：表现为心悸不宁，善惊易恐，坐卧不安，少寐多梦而易惊醒，食少纳呆，恶闻声响。

（2）心脾两虚：表现为心悸气短，头晕目眩，少寐多梦，健忘，面色无华，神疲乏力，纳呆食少，腹胀便溏。

（3）阴虚火旺：表现为心悸易惊，心烦失眠，五心烦热，口干，盗汗，思虑劳心则症状加重，伴有耳鸣，腰酸，头晕目眩。

（4）心阳不振：表现为心悸不安，胸闷气短，动则尤甚，面色苍白，形寒肢冷。

（5）水饮凌心：表现为心悸，胸闷痞满，渴不欲饮，下肢浮肿，形寒肢冷，伴有眩晕，恶心呕吐，流涎，小便短少。

（6）心血瘀阻：表现为心悸，胸闷不适，心痛时作，痛如针刺，唇甲青紫。

（7）痰火扰心：表现为心悸时发时止，受惊易作，胸闷烦躁，失眠多梦，口干苦，大便秘结，小便短赤。

依据上述分型，患者心悸劳累后加重，活动后气短，易疲劳，自汗出当为心阳不振。大便不成形，便急，行走则欲便，日2～3次，似为脾虚不能运化，中气下陷之症，又符合心脾两虚之证。口干苦，眼不适则见于痰火扰心。那么我们到底该将此病症定为什么证型呢？是心阳不振，用桂枝甘草汤？是心脾两虚，用归脾汤？还是痰火扰心，用导痰汤呢？曾经有人献计献策，这种情况就既温振心阳，又健脾养心，兼清心化痰。正如唐代许胤宗所言："今之人不善为脉，以情度病，多其物以幸有功。譬猎不知兔，广络原野，冀一人获之，术亦疏矣。一药偶得，它味相制，弗能专力，此难愈之验也。"这样的法宜或可见效，亦有因药物的相互制约而导致难于取效者。怎样才能取得好的疗效呢？要平脉辨证。

患者脉右沉弦滑数，左沉弦细无力。左脉沉而无力主虚，弦主肝，细主血虚，右脉沉主气，滑数为热郁，故诊断为肝血虚，气分热郁。肝血虚，血不养心则心悸；《素问·阴阳应象大论》中说："壮火之气衰，少火之气壮。壮火食气，气食少火。壮火散气，少火生气。"热郁于气分，消耗人体正气而表现为劳累后加重，活动后气短，易疲劳，行走则欲便等气虚的症状。热郁于内，迫津外泄则自汗出；热邪下迫大肠则大便不成形，便急；眼不适、口干苦均为郁热上攻之象。

证既明，当依证立法，故给予养肝血，清透郁热之方。方中当归、熟地黄、山茱萸、白芍养肝血，僵蚕、蝉蜕、姜黄、黄连、栀子清透郁热，葛根升清。诸药合用共奏养肝血、清透郁热之功。二诊加柴胡既升散郁火，又能升清阳；黄芪益气，初诊时脉无力即应用之，此为初诊时一缺憾。肝血足，心神得养，心悸自止；郁热清，壮火失，消耗正气之因消除，正气不再消耗，虚弱之症状亦失。郁热祛则口干苦自失。

此病例告诉我们治病必求于本，切不可以情度病，多方合用的大处方既增加了病人的经济负担，又降低了药效，不可效法。

## 【病例 16】头晕（高血压）

胡某，男，46 岁，干部。

2013 年 11 月 1 日初诊，高血压 6 年，现服倍他乐克，药后血压 170/110mmHg，头晕，头轰鸣，视物模糊，脱发，自汗，动则汗出，晨起眼睑水肿，双手胀，小便清，大便溏，尿余沥不净，早泄，膝关节痛，易疲劳。舌淡苔白，脉弦拘滑数。

证属：寒束热郁化风。

法宜：散寒透热息风。

方宗：葛根汤合升降散、解痉散。

葛根 15g，炙甘草 7g，姜黄 12g，麻黄 6g，僵蚕 12g，栀子 19g，连翘 18g，蜈蚣 12g，桂枝 9g，蝉蜕 8g，大黄 4g，全蝎 10g，地龙 15g。

20 剂，水煎服，日 1 剂。

2013 年 11 月 23 日二诊：精神好转，停服西药已 20 余天，无不适，血压 160/110mmHg。因坐夜车寐少即刻血压 180/120mmHg。舌淡红苔薄白，脉沉弦拘滑数。

上方加王不留行 30g，车前草 20g，丝瓜络 10g。

20 剂，水煎服。后经平脉辨证治疗后，血压平稳。

按：目前高血压的辨证分型多分为以下几种：

（1）肝阳上亢：头晕胀痛，面红目赤，目胀耳鸣，急躁易怒，失眠多梦，尿黄便秘。

（2）肝肾阴虚：头晕目眩，双目干涩，五心烦热，腰腿酸软，口干欲饮，失眠或入睡易醒，尿黄，便干。

（3）阴阳两虚：头昏目花，视物模糊，心悸气短，间有面部烘热，腰酸腿软，四肢清冷，便溏纳差，夜尿频数，遗精，阳痿。

（4）痰湿中阻：头晕头重，胸脘满闷，恶心欲呕，心悸时作，肢体麻木，胃纳不振，尿黄，便溏不爽。

（5）气虚血瘀：头晕肢麻，倦怠乏力，活动欠灵活，胃纳呆滞，动则气短，日轻夜重，甚至半身麻木，小便失禁。

头晕为各型高血压共有症状。头轰鸣虽未在各型中提出，但亦是各型均可见。

目得血而能视，肝开窍于目，瞳仁属肾，故视物模糊与肝火上炎、肝血不足、肾精亏虚关系密切。

《本经逢源》云："发者血之余。"《素问·上古天真论》说："女子七岁，肾气盛，齿更发长……五七，阳明脉衰，面始焦，发始堕。"《素问·五脏生成》曰："肾之合骨也，其华在发。"《灵枢·经脉》说："手太阴气绝则皮毛焦。"《圣济总录·髭发门》载："论曰足太阳血气盛则眉美，足少阴血气盛则髯美，足少阳血气盛则发美。"由上述论述可以看出，脱发与肝、肾、气血、经脉均有关。

关于汗出一症，李士懋教授在《汗法临证发微》一书中有详细论述。

津液外渗于肌肤称之为汗。《素问·评热病论》曰："人之所以汗出者，皆生于谷，谷生于精。""汗者，精气也。"《素问·宣明五气》云："五脏化液，心为汗。"故有"汗为心之液""血汗同源""精血同源"之说。《素问·阴阳别论》云："阳加于阴谓之汗。"汗出的病机不外虚实两端。阳虚者轻则卫阳虚，开合失司，腠理不固，津液外泄；重则阳脱而津液不固而脱汗。阴虚者轻则阴不制阳而阳气浮越，迫津外泄；重则阴脱失于内守而脱汗。血虚轻者气失依恋而浮动，肌表失固而汗出；重者气随血脱，津失固摄而大汗。热盛可迫津外泄而汗出；风袭者，卫强营弱，营卫失和，开合失司而汗泄；湿、瘀、痰饮阻隔，致营卫敷布失常而汗出。七情所伤，气机升降出入失常，开合失司亦可出汗。

至于睑肿、手胀之症，《医宗金鉴》有云："上肿多风宜乎汗，下肿多湿利水泉，汗宜越婢加苍术……"道出的水肿的病机、治则和方药。

小便清，余沥不净，多因肾气不固、膀胱失约所致，然肝之疏泄失常亦可引发。《素问·痹论》："肝痹者，夜卧则惊，多饮数小便。"大便溏总由脾失健运、水停肠道、大肠传导失常所致。若肾阳虚，命门火衰，不能温煦脾土，亦可致便溏；肝郁，木不疏土，木陷土中，亦可致大便溏薄；湿热之邪下迫大肠，也可引起便溏。此处便溏与小便清长并见，湿热下迫之证可排除，然肝脾肾之虚属于哪端尚不能明确。

膝关节疼痛属痹证，痹证亦有寒热之分，患者之痛无明显寒热喜恶，故而难辨。

早泄可因湿热下注，热扰精室；可因相火妄动，心肾不交；可因劳伤心脾，气不摄精；可因肾虚精脱，精关不固。无论为何种原因，最终皆归结于肾。《素问·六节藏象论》："肾者主蛰，封藏之本，精之处也。"《医宗必读·遗精》："按古今方论，皆以遗精为肾气衰弱之病，若与他脏不相干涉。有知内经言五脏六腑各有精，肾则受而藏之……苟一脏不得其下，甚则必害心肾之主精者焉。治之之法，独因肾病而遗者，治其肾。由他脏而致者，则他脏与肾两治之。"此论虽为遗精而设，早泄与其理相同，可借鉴而用。

经过上述分析，本案症状复杂，涉及多个脏腑，似都能与肾扯上关系，当从补肾入手治疗，那其他脏腑的虚实寒热还管不管呢？令人纠结难断。李士懋教授为我们提供了执简驭繁的方法——平脉辨证。

脉弦拘滑数。弦或主肝，或主寒；拘脉为李士懋教授独创，是一种呈痉挛状态的感觉，为寒邪收引凝涩经脉，至经脉不能舒展的脉象；滑数为热郁于内，鼓荡血脉奔流之脉象。依据脉象当诊为寒束热郁化风。这个诊断是否正确，疗效是金标准。依据此诊断给予葛根汤散寒解痉，升降散清透郁热，解痉散息风止痉。药后患者自觉症状均消失，停服降压药后血压与服降压药时比较有所下降，说明辨证正确。

一位社会分析学家说：从哲学的角度讲，越是复杂的事情，其本质越简单。此患者这么多复杂的临床表现背后，也有一个简单的本质，那就是证，此证如何确定，就要平脉。这个医案再一次证明了李士懋教授的论断：脉诊在四诊中处于绝对优势的地位，其权重占80%。同时也推翻了一个论断，那就是高血压不能用麻桂等辛温之品。李士懋教授在治病过程中重视西医的诊断，因为他可以为我们判断疾病的预后和转归提供参考，但治疗时却要视之如无物，不要被其束缚了手脚，严格按照中医的辨证论治体系用药，多可以得到预期的效果。

## 【病例17】胸痹（心脏神经官能症）

雷某，女，42岁，干部。

2013年8月16日初诊：入夜后心中窒息感已持续6天，凌晨12点至凌晨3点多发，头晕，易怒，右胁下偶痛，彩超无阳性发现，舌尖红，脉弦滑数。

证属：火郁。

法宜：清透郁火。

方宗：新加升降散加味。

僵蚕 12g，蝉蜕 8g，姜黄 10g，大黄 5g，连翘 15g，栀子 12g，枳实 9g，栝楼 18g。

7 剂，水煎服，日 1 剂。

2013 年 8 月 24 日二诊：药后右胁痛消失，胸闷减轻，鼻塞，自觉气不能吸入，含麝香保心丸后觉呼吸通畅。舌淡红，有齿痕，苔薄白，脉沉弦滑数。

前方 7 剂，水煎服。

2013 年 8 月 31 日三诊：胸闷未作，呼吸顺畅，右胁下痛偶发，头晕耳鸣。舌淡红，有齿痕，脉沉弦数，左减。

上方加黄连 9g，半夏 12g。

7 剂，水煎服。

药后已无不适。

按：此病当属胸痹范畴，《素问·脏气法时论》篇说："心病者，胸中痛，胁支满，膺背肩胛间痛，两臂内痛。"《金匮要略·胸痹心痛短气病》云："胸痹，心中痞气。气结在胸，胸满，胁下逆抢心。"本患者心中窒息感兼有右胁下痛，符合胸痹的临床表现。胸痹的病因病机有虚实两个方面。虚为心脾肝肾亏虚，心脉失养；实为寒凝、气滞、血瘀、痰阻，痹遏胸阳，阻滞心脉。《中医内科学》将胸痹分为以胸部刺痛、固定不稳为特点的心血瘀阻型；以胸闷如窒、肢体沉重、形体肥胖为特点的痰浊壅塞型；以胸痛彻背、感寒痛甚为特点的阴寒凝滞型；以胸闷、心悸、盗汗、心烦不寐、腰膝酸软为特点的心肾阴虚型；以胸闷时作时止、倦怠气短为特点的气阴两虚型和以胸闷伴畏寒肢冷的阳气虚衰型。关于胸痹的治疗《灵枢·五味》篇中有"心病宜食薤"的记载。《金匮要略》强调以宣痹通阳为主，制栝楼薤白白酒汤、枳实薤白桂枝汤、栝楼薤白半夏汤、乌头赤石脂丸等方。后世医家总结前人的基础上提出活血化瘀之法，如《时方歌括》用丹参饮治疗心腹诸痛，《医林改错》用血府逐汤治疗胸痹心痛。

此患者胸闷如窒的病机是什么呢？上述胸痹所表现的特点此患者均不具备。既无瘀血的刺痛，也无痰阻的肥胖，亦无感寒痛甚的特点，更无畏寒、倦怠、腰膝酸软之症。凌晨12点至凌晨3点为肝胆经主时，右胁为肝经所过，肝主情志，肝气不疏则易怒，肝火上炎则头晕。诸症似可用肝气不疏解释。肝气不疏之证可实可虚，可热可寒，那么此症属于哪端呢？我们看她的脉象。脉弦滑数，弦则为肝，滑数为热，此证可判断为肝经郁热。热从何来？肝之气机升降失司，郁而化火。热邪阻滞心脉则胸闷如窒。方用新加升降散清透郁热，调节气机升降，加枳壳、栝楼宽胸理气。二诊时鼻塞为木火刑金，致金窍不通，并非感冒，木火灭，金不受制，金窍自通，故不加他药。药后肝经郁热得清，气机升降正常，诸证自除。

通过这个医案我们懂得中医辨证论治不可拘泥于书本证型，故步自封，要根据脉学原理，知常达变，方可成为大医。

## 【病例18】痹证（胃炎、神经官能症）

李某，女，65岁，石家庄人。

2014年9月1日初诊：怕冷，腰凉、胃凉多年，饮水则痰多质黏，冬季冷甚身抖，入寐难，右腕骨折后手仍麻，左肩胛骨、髋冷痛，冬夏都需要电褥及棉被保暖，舌红绛，芒刺，脉弦滑数。

证属：火郁。

法宜：升阳散火。

方宗：新加升降散加味。

蝉蜕10g，连翘12g，姜黄10g，清半夏15g，大黄6g，僵蚕10g，黄芩10g，生姜5片，栀子10g。

4剂，水煎服，日1剂。

2014 年 9 月 6 日二诊：服上方后寐安，冷痛除。手仍麻。舌红，有齿痕，脉弦滑缓，左阳弱。给予益气化痰通络之方。

按：依据患者的临床表现怕冷、腰凉、胃凉、入寐难与虚劳病极为相似。虚劳又称虚损，是多种原因所致的，以脏腑亏损、气血阴阳不足为主要病机的多种慢性衰弱证候的总称。《素问·通评虚实论》所说的"精气夺则虚"可视为虚劳证的提纲。虚劳之证其脉当为虚损的脉象，或弱或细，不应为弦滑数之脉，故不能诊为虚劳。阴寒盛可导致一系列的寒冷之症，《素问·阴阳应象大论》所言："阴盛则寒。"因寒主收引凝涩，脉道受寒而拘挛，其脉可沉、迟、紧、涩，阴寒盛为实，故其脉有力。阳虚不能温煦亦可致寒冷之症，《内外伤辨惑论·辨寒热》曰："内伤不足之病，表上无阳，不能禁风寒。"脉的形成依赖于血的充盈与阳气的鼓荡，阳虚时鼓荡无力，其脉可沉、弱、短、微、迟，无论出现何脉必兼无力。此案脉弦滑数未言无力即为有力之脉，此乃实热之脉，依李士懋教授平脉辨证的观点，此证就是实热证。实热证为什么会导致那么多寒冷之象呢？阳气被邪气阻滞不能外达，外失阳之温煦而形寒。《伤寒论·辨厥阴病脉证并治》："厥深者热亦深，厥微者热亦微。"郁遏阳气之邪范围甚为广泛，六淫七情，气血痰食，饮食劳倦，凡能影响气机升降出入者，皆可导致阳郁形寒。

中医特点是辨证求因。李士懋教授常讲，三个人一起洗澡出来，一阵风吹来，三个人都感冒了，但其表现各异。其中一人表现为鼻塞、喷嚏、咳嗽、头痛、恶寒、发热、无汗、头痛身痛、流清涕、吐稀薄白色痰、口不渴或渴喜热饮、苔薄白，脉弦紧者为风寒感冒。另一人表现为鼻塞、流涕、咳嗽、头痛等症状外，还有发热重、痰稠黄、咽痛、便秘、舌红苔薄黄，脉数者为风热感冒。第三个人表现为鼻塞、轻度发热、鼻流清涕、咳痰无力、气短懒言、舌淡苔白，脉沉而无力者则为气虚感冒。中医辨证求得的病因并不是直接的致病因素，因此，本案患者是什么直接原因导致的阳气郁闭无须深究，只要按照辨证得来的结果治疗就可以了。

本案脉弦滑数，弦主肝，肝主气，弦则为肝气郁结；滑主痰，数主热，平脉辨证的结果就是痰浊郁闭了气机，使之升降失司。痰从何来？阳郁于内，不能温煦脾阳，脾阳虚则水液运化失职，水液不能正常敷布，聚湿成痰，故饮水则痰多黏；热扰心神则入寐难，右腕骨折后经络不通畅则手仍麻；阳郁于内，不能温煦筋骨关节而阴寒凝滞，经络不通，不通则痛，故左肩胛骨、髋冷痛；舌红绛，芒刺为热盛之象。

对于升降散《伤寒瘟疫条辨》言："盖取僵蚕、蝉蜕，升阳中之清阳；姜黄、大黄，降阴中之浊阴，一升一降，内外通和，而杂气之流毒顿消矣。"李士懋教授更加栀子、连翘、黄芩增强清热之功，加半夏祛痰以消除郁闭阳气之源。诸药合用，清化痰热，宣畅气机，透热外达，寒冷自除。

热郁于内，为什么不用黄连解毒汤呢？李士懋教授教导说："热郁之证是火热被遏，伏于体内不得透发。其形成的机理是气的升降出入运动不畅，阳气失其冲和之性，郁而化热，此即"气有余便是火"。若不祛除郁热产生之原因而单纯用苦寒之品，反致本已不畅之气机更加滞涩，如水遇热而化气蒸腾，气遇寒则凝而为水，气机冰伏，反使郁热内走。打开火炉的盖子，下边再扇扇风，火炉内的燃料才能尽快燃尽。

这个医案告诉我们切不可被疾病的表面现象所迷惑，热者寒之、寒者热之是针对疾病的本质，对于疾病本质的判断离不开脉。

【病例 19】感冒（上呼吸道感染）

韩某，女，43 岁，石家庄人。

2014 年 8 月 22 日初诊：感冒鼻塞 10 余天，音哑，便干，心烦，纳后不易消化。舌尖红苔稍黄，脉右弦细燥数，左弦细减。

证属：气虚火郁。

法宜：益气发散郁火。

方宗：补中益气汤合升降散。

黄芪 30g，白术 15g，陈皮 8g，升麻 6g，柴胡 9g，党参 15g，炙甘草 8g，当归 15g，大黄 4g，僵蚕 10g，蝉蜕 10g，姜黄 8g，连翘 15g，淡豆豉 12g，炒栀子 12g。

7 剂，水煎服，日 1 剂。

2014 年 9 月 6 日二诊：上症已除，现自觉乏力，困倦，寐欠安，偶汗出心悸，纳佳，脱发，月经前期，22～24 天一行，量可，腰酸，急躁易怒，舌尖红，苔薄白，脉弦减尺旺。

证属：气虚于上，阴亏于下。

法宜：益气养阴。

方宗：补中合理阴煎。

黄芪 12g，党参 12g，茯苓 15g，白术 10g，当归 12g，炙甘草 8g，熟地黄 30g，巴戟天 12g，肉桂 5g，炮姜 5g，肉苁蓉 12g。

14 剂，水煎服，日 1 剂。

2014 年 9 月 20 日三诊：药后诸症减轻，本次经前乳房胀，舌淡红苔薄白，脉弦减尺旺，现正行经。补述发现乳腺增生 10 余年。

上方 14 剂。药后除脱发外诸证均失，未再服药。

按：感冒虽为轻浅之疾，但如果失治误治亦可迁延日久变生他病。感冒之名首见于北宋《仁斋直指方·诸风》，于伤风中论述参苏饮时说："感冒风邪，发热头痛，咳嗽声重，涕唾稠黏。"此病曾因病情轻重的不同而分为伤风、重伤风、时行感冒。《景岳全书·伤风》载："伤寒之病，本由外感。但邪甚而深者，遍传经络，即为伤寒；邪轻而浅者，止犯皮毛，即为伤风。"明清以后多将感冒与伤风互称。早在《内经》时代即已认识到感冒主要由外感风邪所致。《素问·骨空论》云："风从外入，令人振寒，汗出头痛，身重恶寒。"感冒因患者体质的不同，感受外邪后而表现为不同的证候类型。《景岳全书·伤风》中记载："有寒胜而受风者，身必无汗而多咳嗽，以阴邪闭郁皮毛也。有热胜而受风者，身必多汗恶风而咳嗽，以阳邪开泄肌腠也。有气强者，虽见痰嗽，或五六日，或十余日，肺气疏则顽痰利，风邪渐散而愈也。有气弱者，邪不易解，而痰嗽日甚，或延绵数月，风邪犹在，非用辛温必不散也。有以衰老受邪，而不慎起居，则旧邪未去，新邪继之，多致终身受累，此治之尤不易也。"此段论述不仅阐述了不同体质受邪后的不同表现，并对预后做出了判断。元《丹溪心法·中寒》中说："伤风属肺者多，宜辛温或辛凉之剂散之。"明确指出病位和两大治疗法则。

鼻塞，音哑，便干，心烦，纳后不易消化，无论风寒、风热均可见。风寒或风热上受，肺气不宣而致肺窍不通则鼻塞、音哑。肺与大肠相表里，肺气郁闭则大肠传导失司，如提壶而盖未揭，故大便干。寒邪闭郁，阳气不得宣发，郁而化热可致心烦；风热之邪内扰心神亦可心烦。《素问·经脉别论》云："饮入于胃，游溢精气，上输于脾。脾气散精，上归于肺，通调水道，下输膀胱。水精四布，五经并行，合于四时五脏阴阳，揆度以为常也。"说明肺的通调水道功能与饮食的消化有着密切关系。无论风寒还是风热，影响了肺的宣肃，都可导致纳后不易消化。依据症状我们辨不出寒热，下面来看一下脉。右脉弦细燥数，左弦细减。弦主气机郁滞，燥数为火郁的典型脉象，依此诊断为火郁。左脉减，减为李士懋教授所创，是介于正常脉与弱脉、微脉之间的脉象，主虚，但虚的不是很严重，故依此诊为气虚。如何解释细脉呢？细脉主血虚大家都知道，为人所不知的是细脉亦可主实证。实证为什么脉细呢？因为脉的形成依赖于血的充盈和气的鼓荡，气血不足脉细容易理解，当邪实阻遏气机，致气不能鼓荡时脉即可细。正虚之细与邪实之细如何区别呢？李士懋教授告诉我们：有力为实，无力为虚。此案右脉有力为热邪郁闭气机，为实；左脉减为气虚鼓荡无力，为虚。综合判断此案为虚实兼夹之证。

气虚为什么会火郁呢？经云："阳气者，烦劳则张。"气虚不固而浮动，烦劳扰其虚阳，则阳张而热。《脾胃论》有言："有所劳倦，形气衰少，谷气不盛，上焦不行，下脘不通，胃气热，热气熏胸中，故曰内热。"《医碥》："气不足以郁而成火，东垣所谓阳虚发热也。"也就是说气虚推动无力，会导致气机的郁滞，郁久则化热。

证型已明，下一步就是论治了。既为气虚热郁，治疗热自然就要益气发散郁热。《证治汇补·伤风》："如虚人伤风，屡感屡发，形气病气俱虚者，又当补中，而佐以和解，倘专泥发散，恐脾气益虚，腠理益疏，邪乘虚入，病反增剧也。"

气虚同时兼有郁热之方以补中益气汤最为合适。补中益气汤出自李东垣的《脾胃论》，李东垣创立此方时目的是治疗疫病流行。后世医家扩展了其应用范围，现多用于三种情况：一是虚人外感，用以扶正祛邪；二是用于因气虚而长期、反复发热者，用以甘温除热；三是用于治疗脾虚中气不足的内伤杂证。本案为虚人外感。方中参、芪、术、草健脾益气；升麻、柴胡升发脾之清阳，又因二者皆味辛升浮，故又兼有疏达外邪之功，故纯为脾虚者可用，气虚而兼有外邪者亦可用；当归和血，陈皮防滞，诸药合用共奏益气散邪之功。

脉弦细燥数说明热郁较重，升麻、柴胡虽能疏达外邪终以升浮见常，气的运动以升降出入为主要形式，故又加新加升降散以调节气机的升降出入，同时加强宣泄郁热之功。

药后感冒症状消失，出现乏力、困倦、寐欠安、汗出、心悸等症状，此因"壮火之气衰"，郁热耗损人体正气使然。诊其脉弦减尺旺，"弦则为减"，弦减主气虚，尺旺为水亏不能制阳而相火动。水因何亏？因热为阳邪，易耗气伤阴，郁热伤阴而水亏。方用补中益气汤合理阴煎。理阴煎方出《景岳全书》，书中阐述："凡脾肾中虚等证，宜刚燥者，当用理中、六君之类；宜温润者，当用理阴、大营之类。"李士懋教授在《经方时方解》

对本方进行了分析："本方之功效为温补真阴，以阴虚为主，兼有脾肾阳虚者。方中重用熟地黄……意在大补真阴滋肾水……熟地黄滋腻，而当归血中气药，二药相伍，则熟地黄滋而不腻，当归则养血而不助热，相得益彰，大补阴血以治本……干姜温脾阳，使化源不竭；肉桂壮命火，使阳生阴长，且引火归原。使以甘草者，既可培中，又调和诸药。"

从此案可以看出，一诊方虽已见效，二诊却并未守方，三诊时症状减轻而守方。不是"效不更方"吗？李士懋教授强调"效不更方"是在病机不变的基础上"效不更方"，中医辨证论治治的是病机，而不是症状，症状减轻而病机发生了变化，法要变方要更，症状即使未见好转，病机未变仍要守方。判断病机的标准仍是以脉为准。

## 【病例20】胃痞（胃炎）

朱某，女，65岁，沧州人。

2014年8月23日初诊：阵发胃中满闷，伴头热8年，近日加重，中午较明显，纳寐可，便调，舌淡红苔薄白，脉滑数。

证属：痰阻，郁热上冲。

法宜：化痰，清透郁热。

方宗：黄连温胆汤合升降散。

黄连6g，竹茹12g，半夏8g，陈皮8g，厚朴6g，僵蚕10g，蝉蜕5g
姜黄10g，柴胡6g，栀子12g，苏叶10g，炙甘草5g。

5剂，水煎服，日一剂。

2014年8月29日二诊：药后诸症未作，舌淡红苔薄白，脉沉弦滑数。

证属：痰热上扰。

法宜：清热化痰。

方宗：温胆汤加味。

龙胆草6g，黄连10g，竹茹10g，枳实9g，清半夏10g，茯苓15g，胆南星 10g，陈皮 8g，甘草 6g，栀子 10g，怀牛膝 10g。

7 剂，水煎服，日一剂。

2014 年 9 月 5 日三诊：无不适，舌淡红苔薄白，脉沉弦滑。上方去栀子，继服 14 剂，水煎服。未再复诊。

按：胃中满闷为痞。痞乃阴阳不交所致。阴阳相交谓之泰，阴阳不交谓之痞。脾居于中，升清降浊，斡旋一身之气机。若脾虚，则升降失司，阳不降，积于上而为热；阴不升，积于下而为寒，阴阳不交，上热下寒，遂成痞证。治疗痞满的代表方剂为半夏泻心汤。《伤寒论·辨太阳病脉证并治》云："但满而不痛者，此为痞，柴胡不中与之，宜半夏泻心汤。"李士懋教授认为胃脘痞满原因甚多，气滞、食积、胃虚、脾寒、胃热、水停、痰阻、湿蕴、瘀血等皆可致痞满。是不是所有的病因所致的痞满都能用半夏泻心汤呢？答案当然是否定的。半夏泻心汤中半夏为君，辛温苦燥，散结除痞，降逆和胃；干姜辛热，温中散寒除痞，黄连、黄芩苦寒清降泄热开痞，寒热平调，辛开苦降共为臣药；人参、大枣甘温补脾气以和中，生津液，既可防黄芩、黄连之苦寒伤阳，又可制约半夏、干姜之辛热伤阴，炙甘草补脾和中，调和诸药，共为佐使。以方测证，半夏泻心汤所治之证当为中气虚而痰热阻滞中焦之寒热互结者。其脉当沉濡滑减。《伤寒论》治痞方还有生姜泻心汤、甘草泻心汤、大黄黄连泻心汤、附子泻心汤，其区别《王旭高医书六种》概括为："半夏泻心汤治寒热交结之痞，故苦辛平等；生姜泻心汤治水与热结之痞，故重用生姜以散水气；甘草泻心汤治胃虚气结之痞，故加重甘草以补中气而痞自除。"《古方选注》曰："痞有不因下而成者，君火亢盛，不得下交于阴而为痞。"用大黄黄连泻心汤。《伤寒贯珠集》注解附子泻心汤为："邪热有余而正阳不足。"

本案脉滑数，滑为痰阻，数为有热，痰热阻滞中焦而致脾胃升降功能失常，阴阳不相顺接而为痞。痰热搏结，热郁伏不解，痰热上冲故头热。中午阳气旺盛，两阳相加，热势更盛故中午症状加重。几个泻心汤中大黄黄连泻心汤尚符合病机，然其药味简单，只有清热燥湿泻火解毒之功，黄连温胆汤作用更加全面，故选用之。方中黄连温胆汤清热化痰，交通阴阳；升降散发散郁热，给邪以出路，正如张景岳所说"开其窗，揭其被"，使郁热消散。二诊脉弦滑数，弦主肝主郁，故加龙胆草以清肝经湿热。滑数之势已减，故去升降散。三诊时脉沉弦滑，已不数，热势又减，已不需要大队的清热药，故去栀子。

热伏于内可夹痰，夹湿，夹瘀，相互搏结则热伏不去，若邪去热势必孤，热孤则易除，虽多年沉疴亦可应手而除。

## 【病例21】中风（脑血栓后遗症）

石某，男，42岁，邢台人。

2014年7月21日初诊：脑血栓5年，语多则嘴角不适，天冷则不会行走，平素下肢有困重感，气短，心悸，纳少，困倦，头蒙，大便日2～3次，偶干，腰痛。即刻血压170/100mmHg。血脂高。舌淡红苔薄白，唇暗，脉沉弦紧数，稍滑。

证属：寒束热郁，痰浊阻滞。

法宜：散寒透热，祛痰通络。

方宗：麻黄附子细辛汤加味。

麻黄8g，细辛7g，桂枝12g，炙甘草6g，石膏15g，僵蚕8g，蝉蜕8g，全蝎10g，栝楼20g，白芥子12g，炮附子12g（先煎）。

4剂，水煎服，加辅汗三法，日服3次。

2014年7月25日二诊：服药半剂汗透，头蒙大减，他症稍减，小便多，尿时小腹稍痛，牙痛，血压120/70mmHg（服降压药后）。舌淡苔白，脉沉弦滑数，已无紧象。

证属：肝经湿热。

法宜：清肝经湿热。

方宗：龙胆泻肝汤。

龙胆草 5g，栀子 8g，黄芩 8g，生地黄 12g，泽泻 15g，川木通 7g，当归 12g，苍术 15g，连翘 12g，栝楼 20g，萆薢 18g，车前子 12g（包煎）。

7 剂，水煎服，日一剂。

2014 年 8 月 1 日三诊：腿困、头蒙减轻明显，气短、心悸稍减，语多嘴角不适稍减，近 2 天大便每日 3～4 次，小便多，夜尿 3～4 次。舌淡苔白，脉略劲，尺弱。

证属：阴虚动风。

法宜：潜镇息风，补肝肾，通络。

方宗：三甲复脉加补肝肾、息风通络之品。

生龙骨 30g（先煎），生牡蛎 30g（先煎），生龟甲 30g（先煎），生鳖甲 30g（先煎），生地黄 15g，熟地黄 15g，山茱萸 15g，菟丝子 15g，怀牛膝 9g，蜈蚣 10 条，全蝎 10g，锁阳 15g。

14 剂，水煎服，日一剂。

药后腿困、头蒙、心悸、气短均消失，语多嘴角仍有不适，未再治疗。

按：脑血栓属中医中风范畴，总由脏腑功能失调，或气血素虚，加之劳倦内伤、忧思恼怒、饮酒饱食、用力过度而致瘀血阻滞、痰热内蕴，或阳化风动、血随气逆而致。其病位在脑，与心、肾、肝、脾关系密切。其病机有风（肝风、外风）、火（肝火、心火）、痰（风痰、湿痰）、瘀（血瘀）、虚（气虚、阴虚、阳虚、血虚）五端。病性多为本虚标实，上盛下虚。肝肾阴虚，气虚血少为本，风火相煽、痰湿壅盛、瘀血阻滞、气血逆乱为标。中风经过救治后仍多留有后遗症，如半身不遂、语言不利、口眼歪斜等。后遗症的治疗多以益气养血、宣通经隧、平肝潜阳、化痰息风、滋补肝肾等方法治疗。常用方剂有补阳还五汤、镇肝熄风汤、天麻钩藤饮、牵正散、地黄饮子、解语丹等。

此患者脑血栓已 5 年，已为后遗症期。不论其属何期，我们中医治病只辨证论治，现在属于何证即按何证治疗。

平脉辨证，首先看脉。脉沉弦紧数，稍滑，沉主气主里，弦紧主寒，数主热，滑主痰，综合判断为寒束热郁，痰浊阻滞。语多伤气，气虚失于温煦，则经脉收引凝涩，故语多则嘴角不适；本已寒束，天冷阴寒更盛，收引筋脉，故不会行走；痰浊为阴邪，其性趋下，下流于腰部、阻碍下肢气血流通则腰痛、下肢困重感；热为阳邪，其性炎上，上扰于心则心悸；壮火食气故气短；痰热之邪阻滞中焦则纳少；痰浊上蒙清窍则困倦、头蒙；湿热之邪留于大肠，传导失司则大便每日 2～3 次，偶干。

患者的这些症状，在中医理论指导下用平脉辨证，能够解释清楚。针对这个证立法为散寒透热，祛痰通络。寒者温之，郁者散之，方用麻黄附子细辛汤温阳散寒，石膏辛寒发散郁热，更加栝楼、白芥子祛痰，僵蚕、蝉蜕、全蝎息风通络。加辅汗三法冀寒由汗解，阴阳升降道路通畅，郁热得伸。

二诊汗后症减，脉弦滑数，已无拘象。弦主肝，滑数主湿热，湿热遏伏于肝，肝之经脉绕阴器，至小腹，肝之疏泄太过则小便多，尿时小腹痛。肝火上攻则牙痛。故给予龙胆泻肝汤以清泻肝胆湿热。

三诊脉略劲，尺弱，劲为阴虚风动之象，故用三甲息风止痉，尺弱为肾精不足，用生地黄、熟地黄、山茱萸、菟丝子、怀牛膝、锁阳补肾固精，全蝎、蜈蚣既息风止痉，又疏通经络。

药后大多症状已消除，自认为口角不适治愈无望而停药。

此案用药可谓大起大落，初诊用温热之剂，继而用苦寒之剂，再而用滋阴之剂，每一诊都有明显疗效。疗效是检验辨证是否正确的金标准，疗效显著说明辨证正确。而我们辨证的依据离不开脉。患者脉象骤变的机理是什么呢？一诊脉沉弦紧数稍滑，为寒束热郁、痰浊阻滞，经温阳散寒发汗后寒束已解，热郁未除，故脉转为沉弦滑数；二诊药后郁热已除，但热已伤阴，故脉表现为劲而尺弱。如不平脉，决难开出如此跌宕起伏之方，这就进一步证明了脉诊在辨证论治中的重要地位。此案还提示我们发汗剂、发散郁热剂需中病即止，不可一次给病人开出很多天的剂量。如若初诊方继服定然加重热势，如若二诊方多服定会伤耗人体阳气。

## 【病例 22】上热下寒（末梢循环障碍、胃炎）

于某，男，43 岁，石家庄人。

2014 年 6 月 13 日初诊：双下肢凉 9 年，腰酸，胃喜热，有时腹胀，口气重，小便黄，大便不规律，头及上半身汗多，严重时可浸湿枕头。舌淡红苔薄白，脉沉弦濡数。

证属：湿热郁阻，经络不通。

法宜：清透郁热，祛湿通络。

方宗：升降散合薛氏四号方。

僵蚕 9g，大黄 5g，秦艽 12g，丝瓜络 10g，蝉蜕 6g，威灵仙 15g，海风藤 18g，滑石 15g(包煎)，姜黄 8g，地龙 15g，炒苍耳子 10g，黄连 12g。

7 剂，水煎服，日一剂。

2014 年 6 月 20 日二诊：药后症状好转，近 2 日又出汗，2 天前出现口腔溃疡，腰酸。舌淡红苔薄白，脉沉弦数。

处方：

黄连 10g，秦艽 12g，丝瓜络 10g，苍耳子 10g，海风藤 30g，升麻 10g，滑石 15g，威灵仙 18g，地龙 10g，桑叶 15g，寄生 15g，川断 15g，川木通 10g，栀子 10g，竹叶 3g，怀牛膝 12g。

7 剂，水煎服，日一剂。药后症失。

按：患者双下肢凉，头及上半身多汗，乃典型的上热下寒之证。上热下寒证的记载可追溯至《内经》时代，《灵枢·刺节真邪》："上热下寒，视其虚脉而陷之于经络者取之，气下乃止，此所谓引而下之者也。"

　　针对上热下寒的病因病机，清·俞昌在《医门法律·关格门》说："虚损之证，皆下寒上热，盖所谓水火不交者也。"张景岳对此证论述较为详细。《景岳全书·杂证》载："（经）云阳并于上，阴并于下，此即上热下寒，水火不交之候。""人身上本属阳，下本属阴，兹又感此阳燠阴湿不和之气，自多上热下寒之证也（瘴气）。""盖此证必得于色欲伤精，或泄泻伤肾，或本无实火，而过服寒凉，以伤阳气者，皆有此证（喉痹上热下寒）。""格阳失血之证，多因色欲劳伤过度，以致真阳失守于阴分，则无根虚火浮泛于上，多见上热下寒。"总而言之，上热下寒之病因病机可概括为感受外邪，阻滞气机升降之道路，致阴阳不相交接；阴寒过盛，格阳于外；阳虚不能内守，虚阳浮越于外。

　　上热下寒证的治疗:《伤寒论·辨太阳病脉证并治》曰："伤寒，胸中有热，胃中有邪气，腹中痛，欲呕吐者，黄连汤主之。"方中黄连清上，干姜温下，辛开苦降以复中焦升降之职，桂枝宣通上下阴阳之气，半夏交通阴阳，参草益胃和中。本方与半夏泻心汤仅一味之差，其所治病机大异，半夏泻心汤无桂枝，故无宣通上下阴阳之功，主治胃气虚邪热内陷之寒热互结证。

　　邪阻气机者宗《景岳全书·杂证·厥逆》之"有火者，多温热而脉洪大，宜清阴中之火；有痰者，多喘壅而脉滑实，宜开上焦之痰；无火无痰，多寒凉而脉涩弱，宜补其元气"。

　　《景岳全书·杂证·瘴气》论述道："其时余染瘴疾，全家特甚。余悉用温中固下，升降阴阳正气之药，十治十愈。二仆皆病……余审其证，上热下寒，皆以生姜附子汤冷温服之，即日皆醒，自言胸膈清凉，得凉药而然也，实不知附子也……盖附子用生姜煎，既能发散，以热攻热，又能导虚热向下焦，除宿冷，又能固接元气。"

　　《景岳全书·杂证·咽喉》论述道："格阳喉痹，由火不归元，则无根之火客于咽喉而然，其证则上热下寒，全非火证。凡察此者，但诊其六脉微弱，全无滑大之意，且下体绝无火证，腹不喜冷，即其候也……速宜用镇阴煎为上，八味地黄汤次之，或用蜜附子含咽亦妙；若再用寒凉，必致不救。"

《景岳全书·小儿则》论述道："肝肾阴虚，上热下寒，则阳无所附而格阳为热者，六味回阳饮，或八味地黄汤。"

《景岳全书·古方八阵》论述道："二味沉附汤，治瘴疾上热下寒，腿足寒厥。"

《卫生宝鉴·上热下寒治验》论述既济解毒汤："治上热头目赤肿而痛。胸膈烦闷不得安卧。身半以下皆寒。足尤甚。大便微秘。"

上热下寒的治疗方法这么多，我们如何选择呢？李士懋教授重视脉诊在辨证论治中的作用，平脉辨证，那么我们就来分析一下脉。患者脉沉弦濡数，沉主里，为不能外达之脉，为何不能外达？或为正虚无力鼓荡，或为邪郁不能外达，有力为邪郁，无力为正虚。弦为阳中之阴脉，邪阻气血不能温煦濡养，脉可弦；正虚无力温煦濡养者，脉亦可弦，有力为实，无力为虚。濡主湿；脉数而有力为阳热亢盛，数而无力为虚。虚为什么脉数呢？因正气虚衰，气血奋力鼓搏以自救而数，且越虚越数，越数越虚。此脉沉弦濡数而有力，故而诊为湿热郁阻。湿热之邪郁而上攻，则口气秽，迫津外泄则头及上半身汗多湿枕；湿热之邪走窜经络，阳气郁于内不得外达肌表而温煦肌肤，故双下肢凉；湿热阻滞气血运行，腰府失养，故腰酸；湿热阻滞，气的升降道路受阻，阳不降而阴不升，故胃喜热而腹胀；阴阳失调，大肠传导失司而大便不规律。至于小便黄，李士懋教授不以颜色定病机，如吐黄痰，未必属肺热，当然如果一定要认为黄为热的话，湿热自可导致小便黄。

方中升降散清透郁热，给邪以出路。薛氏四号方出自薛生白《湿热论》，本无方名，因其为第4条，李士懋教授将其命名为薛氏四号方。薛氏立方主治湿热证中湿热侵入经络脉隧而引起的四肢拘急，甚则角弓反张之证。李士懋教授将其用于痹证，包括风湿、类风湿、强直性脊柱炎、腰椎间盘突出等引起的肢体麻木、不仁、疼痛、肢冷等。其应用指征有三：一是脉濡数；二是舌红苔白腻或白腻而黄；三是病位在经络脉隧，出现肢体痹痛、胀僵、麻木不仁、拘挛、痿软、半身不遂、歪斜等，可用湿热痹阻解释的几个症状。对于舌象因受饮食、患者习惯如刮舌苔，以及疾病进展程度影响，并非必见指征。

### 【病例 23】呕吐（胃肠型感冒）

王某，男，15 岁，廊坊人。

2015 年 1 月 1 日初诊：呕吐，夜间呕吐 7 次，纳呆，乏力，困倦，大便不畅，舌红，苔薄黄，脉沉数。

证属：热郁于胃。

法宜：宣透胃中郁热。

方宗：连苏饮。

黄连 2g，苏叶 1.5g。

1 剂，水煎服，沸后即停火，放温频服。嘱饮食以米粥为主。药后未吐。翌日上学已可踢球。

按：引起呕吐的原因很多，治疗方剂亦不计其数。仅《伤寒论》中就有如下论述：

第 12 条："太阳中风，阳浮而阴弱，阳浮者，热自发，阴弱者，汗自出，啬啬恶寒，淅淅恶风，翕翕发热，鼻鸣干呕者，桂枝汤主之。"

第 33 条："太阳与阳明合病，不下利，但呕者，葛根加半夏汤主之。"

第 96 条："伤寒五六日，中风，往来寒热，胸胁苦满，嘿嘿不欲饮食，心烦喜呕，或胸中烦而不呕，或渴，或腹中痛，或胁下痞硬，或心下悸、小便不利，或不渴、身有微热，或咳者，小柴胡汤主之。"

第 273 条：“太阴之为病，腹满而吐，食不下，自利益甚，时腹自痛。若下之，必胸下结硬。”

第 324 条：“少阴病，饮食入口则吐，心中温温欲吐，复不能吐，初得之，手足寒，脉弦迟者，此胸中实，不可下也，当吐之。若膈上有寒饮，干呕者，不可吐也，当温之，宜四逆汤。”

第 326 条：“厥阴之为病，消渴，气上撞心，心中疼热，饥而不欲食，食则吐蛔。下之利不止。”

由上可见伤寒三阴三阳六经病皆能引起呕吐。

《金匮要略》中亦有小半夏汤、生姜半夏汤、半夏干姜散、半夏泻心汤、大半夏汤、大建中汤、小半夏加茯苓汤、茯苓泽汤、大黄甘草汤、四逆汤、黄芩半夏生姜汤、橘皮汤、猪苓散、小柴胡汤及吴茱萸汤等治疗呕吐的方剂，后世医家的论述及方剂更可谓名目繁多。如此多的病机与方剂，临症时究竟该如何决断运用？辨证之法林林总总，有的侧重望诊，有的侧重舌诊，有的侧重问诊，有的侧重腹诊，还有的侧重目诊、手诊、夹脊诊等，仁者见仁，智者见智。李士懋教授崇仲景平脉辨证之法，据脉以辨证识机，便于临症之时准确快速确定病机。本案脉沉数，症状以呕吐为主，病位在胃，脉沉数为实为热，综合脉症辨证结果为“热郁于胃”，法随证立，方随法出，方选清透肺胃郁热的连苏饮，辛开苦降给郁火以出路，使邪去正安呕吐得除。

连苏饮出自薛生白《湿热病篇》，本无方名，李士懋教授为便于传授将其命名为连苏饮。此方由黄连三四分、苏叶二三分两味药组成，主治“肺胃不和，胃热移肺，肺不受邪，还归于胃”造成的剧烈呕吐之症。虽药少量轻但如辨证准确则可达到药到病除的目的。李士懋教授深悟薛雪之学，对湿热类疾病的诊治多从其说。在临症应用时从脉学角度对其方症进行充分解析，如本案之连苏饮用于热郁于胃者。那么临症怎样判断（湿）热郁于胃呢？李士懋教授以脉学闻名医林，对于每一位病人每一诊都从脉学角度进行分析。患者主症为呕吐不止，病位在胃已明。脉（滑）数主（湿）热，沉为病位在里，故可判断为（湿）热郁伏于胃。

连苏饮为李士懋教授喜用之方，其对该方的研究已在《火郁发之》一书中详尽论述，兹不赘述。

# 第五章　虚火医案研究

　　《阴阳应象大论》曰："阴阳者，天地之道也，万物之纲纪，变化之父母，生杀之本始，神明之府也。治病必求于本。""本"者阴阳也。《生气通天论》云："夫自古通天者，生之本，本于阴阳。"《易经·系词》云"一阴一阳之谓道"，"道"者法也，阴阳是宇宙间的规律，是一切事物的纲纪。阴阳是一个事物的两方面，任何事物之中均存在对立统一的阴阳两面。李士懋教授深明阴阳之道，细研仲景"平脉辨证"之旨，形成了独特的以脉诊为中心的辨证论治体系。《素问·阴阳应象大论》言："善诊者，察色按脉先别阴阳。"李士懋教授脉诊首分虚实，有力为实无力为虚，从阴阳角度看有力为阳无力为阴。阴阳各有多寡进退，所以阴阳又各分为三，仲景将三阴三阳引入中医辨证系统，于是形成了三阴三阳六经平脉辨证论治体系。

　　李士懋教授推崇这一辨证论治之法，并将之运用于每一个病人的每一诊当中。对每一个病人做到"胸有全局，全面分析"，全局者阴阳也，即三阴三阳六个方面。愚从师四年虽生性鲁钝，然跟师既久也稍有所获。本文欲从虚火这一小的角度来解读研究李士懋教授临症诊治之法。

## 一、虚火的产生及分类

　　李士懋教授在《火郁发之》"火热的分类"一节中提到"人身有生理

之火与病理之火"，生理之火即少火，维系人体生命活动。病理之火即壮火，有虚实之分。这里我们重点阐述虚火的产生及分类。

经言"正气夺则虚"，简言之由正气虚所引发的火即是虚火。人身之正气包括阴阳、气血等。火与热产生的病理相同，临床表现近似，常无明显的界限，所以虚火与虚热一并讨论。因导致虚火的原因不同而又将虚热或曰虚火细分。①阳虚发热：如肾阳虚，阴盛格阳于外而引起的龙雷之火，肝阳虚引起的寒热错杂等。②阴虚发热：如肾阴不足引起的相火妄动，肝阴不足引起的肝火等。③气虚发热：如李东垣所谓之阴火者。④血虚发热：气血相伴而行，由于血虚而气失依恋所引起的气浮荡而热。

## 二、虚火的临床表现

《素问·至真要大论》："诸热瞀瘈，皆属于火（心）；诸禁鼓栗，如丧神守，皆属于火；诸逆冲上，皆属于火；诸胀腹大，皆属于热；诸燥狂越，皆属于火；诸病有声，鼓之如鼓，皆属于热；诸病胕肿，疼酸惊骇，皆属于火；诸转反戾，水液浑浊，皆属于热；诸呕吐酸，暴注下迫，皆属于热。"由经文可见火所引起的症状多种多样，可见发热、烦躁、表情淡漠、腹胀、呕吐、各部位的疼痛等。火或热又有虚实之分，就像阴阳的无限可分性一样。就虚火引起的发热而言其临床表现大致可分为两类，一类以体温高为主要表现，这与西医的发热有共同之处，体温既可以低热为主，又可以高热为主，常持续很长时间。一类体温测之不高，而病人确有火热的表现，既可全身发热如"欲卧泥地、欲如井中"，也可是局部发热如面部的烘热、口中灼热、手足心热、心中烦热等等。

## 三、虚火的诊断标准

李士懋教授常言"一病有一病的诊断标准，一证有一证的诊断标准"，虚火亦然。李士懋教授所倡导的"平脉辨证"体系亦为虚火的诊断提供了标准，师以脉之沉取有力无力来判断疾病的虚实性质。虚火的患者临症有火、热的表现，脉象沉取无力，即可诊断为虚火。本文从三阴三阳六个方面对虚火进行论述。

## 四、虚火的治疗

### （一）太阳虚火

经言："阳盛则热，阴盛则寒。"反过来讲阴虚则热，阳虚则寒。阴阳是对立的统一体，一方盛必伴随另一方虚，反之亦然。《伤寒论》太阳病上篇第三条"太阳病，发热，汗出，恶风，脉缓者，名为中风"。此条为太阳中风的提纲证。李士懋教授平脉辨证，对《伤寒论》逐条以脉详解，通过脉象来揭示条文的病机。在临症时亦是以脉诊为重，再合以望、闻、问所得综合平辨，以辨出病的证候。第三条言脉"缓"，《濒湖脉学》云："缓脉营衰卫有余，或风或湿或脾虚。"缓则为虚，卫阳虚，肌表不固而恶风、自汗；营阴虚，卫气浮越则热。由此提纲脉来看，太阳中风实则虚人外感。其治疗之法尊《伤寒论》第 12 条"太阳中风，阳浮而阴弱。阳浮者，热自发；阴弱者，汗自出。啬啬恶寒，淅淅恶风，翕翕发热，鼻鸣干呕者，桂枝汤主之"。中风之脉在缓的基础上阳浮而阴弱，浮为阳，沉为阴，李士懋教授以脉之沉取有力无力定虚实，有力为实，无力为虚。中风之脉轻取浮、沉取弱即为虚脉。脉浮而沉取无力，因阴虚阳失依恋浮越于外之故，浮而无力阳亦不足，所以太阳中风实则虚人外感，治疗之法自当扶正以祛邪，方用桂枝汤。其中桂枝、甘草辛甘化阳以补阳之不足，芍药、甘草酸甘化阴以充阴之不实，姜、枣固护中焦胃气。李士懋教授认为所有的疾病都是阴阳失调的结果，治疗之法自当调补阴阳，从这个角度讲桂枝汤是治疗疾病的祖方，单就《伤寒论》而言，113 方中桂枝汤的衍生方就多达 50 多首。李士懋教授在临症中无论外感、内伤只要脉见略细弱，兼脉或浮或缓或略数等均喜用桂枝汤类方剂。

国医大师李士懋平脉辨证医案

**【病例24】发热（急性上呼吸道感染）**

李某，男，20岁，学生。

2005年11月28日初诊：发热2天，体温37.7℃，恶寒、肢冷、咽干、流涕。脉弦无力。舌可苔薄白。

证属：阳气不足，风寒袭表。

法宜：益气温阳，调和营卫。

方宗：新加桂枝汤。

桂枝10g，白芍12g，炙甘草6g，党参12g，生姜6片，大枣6枚，干姜6g。

2剂，水煎服。

药后告愈。

按：患者以发热、恶寒、肢冷、流涕为主要表现，单从症状角度不难判断出为外感，但其性质属虚属实属热属寒，单凭症状恐怕难以决断。李士懋教授崇仲景之学，溯本求源，平脉辨证，详研仲景面对疾病时的逐级分类方法，并临症应用于每一位病人的每一诊当中。李士懋教授在《仲景脉学求索》序中写到："仲景是如何创立这一辨证论治体系的？必然有一个全面的设计与布局。首先，仲景详加分类。一级分类：把所有疾病分为阴阳两类。二级分类：阴阳各有多寡进退，故又把阴阳各分为三，形成三阳三阴病。三级分类：三阴三阳之中，又有表里寒热虚实之变，如太阳病又有中风、伤寒、温病之三纲鼎立。四级分类：各病又有兼证、传变、类证等无穷变化，因而又有诸多证的分级。如桂枝汤证、桂枝去芍药汤证、桂枝加附子汤证等。分到何时为止呢？直到分清每个病人的证为止。"李士懋教授在临症时也是这样来分析诊断的。三阴三阳六经皆可以有发热的表现，而发热又有虚实之异，此案如何分析呢？李士懋教授诊脉以虚实为纲，凡沉取有力为实，沉取无力为虚。此案脉弦无力与太阳中风之脉"阳浮而阴弱"意同，脉因何而减？这要从脉的形成说起，脉中所运行者"乃气与血尔"，靠血以充盈、气以鼓荡，此案脉无力为气血不足之象，弦为风寒外束。气属卫，血属营，今营卫两虚又兼风寒外中，营卫虽虚但尚有抗邪之力，正邪交争而发热，病邪显然在太阳阶段。但身体阳气已有减弱之象，这点从脉弦而无力可知。所以平脉辨证为阳虚、风寒袭表。法以证立方随法出，方用新加桂枝汤，桂枝汤双补阴阳调和营卫，党参、干姜者温振中阳，其脉已见弦无力之象，病邪已有向三阴传变的趋势，取先安未犯之地之意。药后阴阳和而病邪除。

## 【病例 25】头痛

尹某，男，22 岁，学生。

2005 年 5 月 23 日初诊：头阵痛、头昏已两年，胸闷，口糜。脉弦细虚数。舌嫩红，少苔。

证属：营卫两虚。

法宜：调和营卫。

方宗：桂枝汤。

桂枝 10g，白芍 10g，炙甘草 7g，生姜 4 片，大枣 7 枚。

7 剂，水煎服。

2005 年 5 月 30 日二诊：头昏疼减，胸未闷，仍口糜。脉弦缓，左尺旺，舌嫩红，苔少。左尺偏旺，乃相火妄动，上方 7 剂，加服知柏地黄丸二盒，每服二丸，每日二次。服后告曰：诸症失。

按：本案以头痛、头昏、胸闷、口糜为主，从症状角度很难判断病邪的性质，这些症状伤寒六经当中均可见到。李士懋教授平脉辨证，此案脉"弦细虚数"，从阴阳角度看，脉虚乃阳虚使然，脉细为阴虚的表现，据脉以断病机为阴阳两虚，脉弦为阴阳皆虚，经脉失于濡养所致。其病机与桂枝汤的病机吻合。方用桂枝汤，其中桂枝、甘草辛甘化阳，以治由于胸阳不振引起的胸闷；芍药、甘草酸甘化阴、养血缓急以治头痛。二诊诸症减轻，但脉象左尺偏旺，所以在续服桂枝汤的同时加用知柏地黄丸，两年之疾 14 剂中药而愈。中医之难，难在辨证，临证中有的病人症状百出，使人不知何症为主，何症为次，亦有的病人症状单纯，或根本无临床症状，只有西医的检查异常。临证时该如何快速准确地确定病机呢？李士懋教授一语道破其中玄机："所有的疾病，都是阴阳失调。"阴阳各有进退，于是便有了三阴三阳六经之变。所有的疾病都是阴阳变化的结果，为医者临证时要辨的是疾病处于三阴三阳的哪一个阶段，是单独为病还是合病、并病。那么怎样掌握六经之变呢？仲景已经在《伤寒论》的每一篇的篇首明确提出"辨某某病脉证并治"，可见"平脉辨证"体系是由仲景创造的，怎奈世人往往忽略其重要性。李士懋教授有感于此，所以才振臂高呼，要高举仲景"平脉辨证"的旗帜，并潜心研究仲景脉学理论数十年，将之运用于临症当中，这样就把复杂的辨证问题简单化了。

## 【病例 26】咳嗽

张某，女，5 岁。

2004 年 11 月 23 日初诊：夙有喘疾，以往曾多次诊治。昨日玩耍汗出，感受风寒，入夜咳嗽有痰，尚未喘，偶有微汗出，恶风，体温37.3℃，不欲食，神态倦，便较干。脉弦数按之减，舌可，苔中稍厚。

证属：太阳中风，肺失宣降。

法宜：解肌发汗，宣肺降气。

方宗：桂枝加厚朴杏子汤。

桂枝 7g，白芍 7g，生姜 4 片，炙甘草 6g，大枣 5 枚，杏仁 7g，厚朴6g，紫菀 7g。

2 剂，水煎服，4 小时一煎，啜粥，温覆，取微汗。

2004 年 11 月 26 日二诊：药后见汗，恶风、发热已除。咳减未已，痰多，不欲饮食。脉弦滑减。

证属：脾虚，痰湿阻滞。

法宜：健脾化痰降气。

方宗：二陈汤加味。

橘红 6g，半夏 5g，茯苓 9g，炙甘草 5g，杏仁 6g，紫菀 7g，浙贝母 8g，党参 8g，焦三仙各 8g，鸡内金 8g，冬瓜仁 12g，鱼腥草 15g。

4 剂，水煎服。

按：此案亦是太阳虚火的兼症，太阳之证可兼热化、寒化、夹瘀、夹湿、夹饮等，临症当中单纯的桂枝汤证并不多见。本有喘疾夙病，又复感风邪，诊其脉弦数，按之减，乃正虚兼外感之候。治疗之法用桂枝汤调补阴阳，加厚朴、杏仁先安风邪未犯之地，喻"见肝之病，知肝传脾，当先实脾"之意。二诊恶风、发热之症随汗而解，唯咳嗽未除，当此之治多半医者会"效不更方"续用原法。然李士懋教授的诊疗特点之一是"动态诊治"，即每一诊都当作首诊来看。"平脉辨证"二诊之脉已由"弦数按之减"转变为"弦滑减"，其辨证结果也由"太阳中风，肺失宣降"，转化为"脾虚痰阻，肺气不降"。治疗之法亦随之而变为"健脾化痰降气"。这就是李士懋教授提出的"动态诊治"。

## 【病例27】不寐（失眠症）

李某，男，56 岁，邯郸人。

2012 年 12 月 16 日初诊：失眠、多梦数年，每晚睡眠 2～3 小时。烦躁，心绪不宁，精力不济。脉弦细，按之减，舌淡苔尚可。

证属：营卫不和，阳虚不寐。

法宜：温阳，调和营卫。

方宗：桂枝加附子汤。

桂枝 12g，白芍 12g，炙甘草 9g，生姜 5 片，大枣 6 枚，炮附子 12g（先煎）。

7剂，水煎服。

2013年4月份陪同他人来诊，言服上药2剂即寐如常人，他症也随之渐解。

按：不寐之症原因众多，《内经》《伤寒卒病论》对不寐的成因及治疗多有论述。李士懋教授对于失眠已在其著作《中医临证一得集》"不寐"一节中详加论述。关于不寐的治疗在书中写道："治疗大法，不外虚者补之，实者泻之，使阴阳相交，自然安泰。倘能知此，则全局在胸，全盘皆活"。"全局"者不外阴阳两端，分析伤寒条文六经皆可见到不寐者。李士懋教授的"全局观"既是仲景的三阴三阳六经辨证论治体系。

由此案来看，辨证论治的依据依然在脉。脉弦细者阴不足，减者阳亦虚，所以辨证结果为"营卫不和，阳虚不寐"，治疗选用桂枝汤调和阴阳，炮附子温阳。数年之疾一朝而愈，辨证不可谓不精，用药不可谓不神，但神效的基础在于"平脉辨证"这个基石。

### （二）阳明虚火

经言："阳明多气多血"，病邪侵袭阳明阶段正盛邪实均应以实热为主，何来虚热之谓？诚然病入阳明以大热、大渴、大汗、脉洪大为主要表现，而正邪交争不是一成不变的。当病邪亢盛，伤耗人体气津时，正气虽仍能与邪交争但已现虚弱之象，当此之治应攻邪与养正兼顾，如《伤寒论》第26条"服桂枝汤，大汗出后，大烦渴不解，脉洪大者，白虎加人参汤主之"。第397条"伤寒解后，虚羸少气，气逆欲吐，竹叶石膏汤主之"。白虎汤为阳明之主方，上方皆由白虎汤化裁而来，治疗热邪未净气津已伤者。《伤寒论》398条113方皆在示人以规矩，其留给后人的决不仅仅是百十来个方子，仲景给后人的是面对疾病时的辨证思路。阳明之热多以实为主，但病邪久居耗损正气，出现伤津耗气之变。临诊之时当细以详辨，实则泻之，虚则补之。然对于虚实的掌握确有难处，李士懋教授补先贤之未备，示后学以坦途，深入阐明仲景平脉辨证之法。病入阳明正盛邪实，其脉洪滑数实。当正气由实逐渐虚馁，初现虚弱之象时其脉亦随之变化。若脉虽洪而按之略减，此脉证即白虎加人参汤证，若脉滑数按之略减者，则可用竹叶石膏汤、玉女煎等方剂加减。

## 【病例 28】发热

克里斯，男，20 岁，加拿大留学生。

2005 年 1 月 9 日初诊：发热 4 天，体温 38.5℃，不恶寒，咳嗽，口渴，恶心，腰痛。脉数大濡软，舌嫩红苔少。

证属：表邪已解，气分余热未净。

法宜：清透气分余热。

方宗：竹叶石膏汤。

生石膏 25g，麦冬 15g，竹叶 7g，党参 12g，半夏 9g，生甘草 8g，粳米一把，前胡 10g，杏仁 10g。

3 剂，水煎服，药后告愈。

按：患者发热数日，其脉数大、口渴为阳明之脉症，李士懋教授临症辨析阳明证时以脉洪大为主要指证，本案脉数大意同洪大之脉，再结合发热、口渴遂断为阳明气分证。然其脉除数大外还兼濡软之象，濡软者为脾虚气伤之侯。所以方用竹叶石膏汤，清透气分余热之际兼以益气养津，祛邪养正兼顾。

三阴三阳六经各有其主脉主症，但其脉症只是在特定条件下的一种状态。因阴阳是在时刻发生着此消彼长的变化，人体正气与病邪亦在时刻发生着进退变化，或正盛邪退或病进正馁，这种变化反映在症状之中，当然也会反映在脉上。李士懋教授经常教导我们对待复诊的病人，每一诊都应像首诊一样，仔细审其脉证，不可囿于效不更方之说。三阴三阳六经多兼夹变化，但不外两方面，正如阴阳使然。一方面可兼夹气血的虚衰胜负，一方面兼夹痰瘀等邪气。这也就造成了辨证论治的复杂性。人体感邪是一个多维度的病理状态，临证时为医者既要考虑病邪性质，又要考虑人体气血的盛衰变化，辨证处方时方能做到圆机活法，"守绳墨而废绳墨，随心所欲而不越距"。如阳明病其主方为白虎汤，换言之白虎汤的主症也就是阳明病的主症，既大热、大汗、大渴、脉洪大四大症。前面已言三阴三阳六经的主脉主症只是在特定状态下的表现，随人体与病邪的交争变化，脉也会发生改变。仲景所言之传变如太阳传阳明、阳明传少阳、及至三阴，但这种传变是大的病机的改变，属于质变的层次，然而疾病在质变之前必有一个量变的过程。如在阳明的范围内，初感可能四大症具备，但随着正邪交争，正胜可脉平、热息、汗退、渴止，邪气占上风可耗气伤津，或在此基础上产生夹痰、夹瘀、夹湿之变。当然这些变化尚在阳明范围内，其主要脉象依然以洪大、滑大或数大为主，但会兼夹其他病变之脉。

　　阳明为人体气血最充盛的阶段，所以邪正交争也最激烈，其结果无外两途：一则邪祛正安身体康复，一则热盛耗损阴津使病邪向三阴转化。转入三阴者以伤及厥阴少阴最为凶险。本案之竹叶石膏汤证为阳明证尚在，但已见伤津耗气之端倪，脉见濡软，咳嗽已有伤及太阴之见证。所以方用党参健脾、麦冬滋肺、前胡杏仁宣降肺气，截断阳明之邪向少阴、厥阴的转化。

### 【病例 29】胃脘痛

杨某，男，30 岁。

2008 年 11 月 17 日初诊：胃脘疼痛，饭前饭后均痛，食不化，不能吃肉已三个月。头晕痛，项强。脉沉弦拘紧而数。舌红苔白。

证属：寒邪犯胃。

法宜：散寒和胃。

方宗：葛根汤。

葛根 15g，麻黄 9g，桂枝 10g，白芍 10g，生姜 10 片，炙甘草 8g。

2剂，水煎服，2小时一煎，得汗停后服。

2008年12月24日，陪他人来诊，自述服药二次即汗出，胃痛、头痛项强已除。

按：胃属阳明，此案亦在阳明范围之内。阳明病给人的印象仿佛只有白虎汤证、三承气汤证或在其范围内的加减变化之证，均以实热为主。然阴阳是无限可分的，存在于疾病的每一个阶段。如阳明而言，病邪伤及阴分则出现实热的表现，伤及阳分则出现虚寒的表现。本案即是如此，寒邪客于胃脘则胃痛、饮食不化，寒邪客于阳明经则头晕痛、项强。李士懋教授平脉辨证，但临证时绝不舍弃其他三诊所得，如本案以胃痛为主，脉沉弦拘紧而数，拘紧之脉为寒邪束缚经脉之象。脉症合参辨证结果为寒邪犯胃。治法则散寒和胃，方用葛根汤频服。方虽两剂但汗出寒散诸症得解。

### （三）少阳虚火

少阳病自成无己注解伤寒开始，乃至后世历代诸家均认为其为病位概念。既太阳为表，阳明为里，少阳介于表里之间亦即半表半里。若是，又将怎样理解三阳病与三阴病的部位概念？与三阳病相比，三阴病属于里无疑，那么整个《伤寒论》是不是应该这样来划分或解释：太阳属表，为六经之藩篱，少阳半表半里介于太阳表与阳明里之间，三阴皆属于里。换言之，也就是讲只有太阳属表，少阳属半表，而阳明及三阴皆属里了。中医学是以阴阳理论为根基的，阴阳是对立的统一体，阴阳时刻处于相对平衡的状态，经言"阴平阳秘，精神乃治"。疾病的发生正是阴阳失衡的结果，对于疾病的治疗也无时不刻在调节阴阳的平衡。如果《伤寒论》是以病位来划分三阴三阳六病的，那怎样体现阴阳的相对平衡？显然这种划分方法是有瑕疵的。李士懋教授慧眼独具，在《经方时方案解》一书"小柴胡汤及其衍生方"一节中明确提出，少阳病是病理概念，性质是半阴半阳或曰半虚半实，介于寒热虚实之间，正气盛与邪交争激烈则病趋向于太阳或阳明，正气虚则向三阴转化。

疾病的发生与人体各脏腑的正气盛衰有密切联系，经言"邪之所凑，其气必虚"。外邪侵袭或内伤发病大部分并不是由太阳——阳明——少阳乃至三阴一路传来，少阳病可由太阳传入亦可由阳明传入，也可由三阴转化而来。李士懋教授在"小柴胡汤及其衍生方"一文中对于少阳病的本质及小柴胡汤作了详尽地阐释，兹不赘言，本节论述由少阳虚而引发的虚火的诊治。

### 【病例 30】发热

李某，男，42 岁，正定人。

2014 年 5 月 24 日初诊：感冒月余，咽痛、身疼、头晕、咳嗽痰多、呼吸道灼热感、口麻。曾在当地输液 8 天，服中药 15 剂。脉弦数减。舌淡苔白。

证属：少阳证。

法宜：和解少阳。

方宗：小柴胡汤加减。

柴胡 9g，黄芩 9g，党参 12g，半夏 12g，炙甘草 9g，干姜 7g，细辛 6g，五味子 6g。

4 剂，水煎服。

2014 年 5 月 31 二诊：后背着凉则咳，余症已除。脉：弦数减。舌可。

上方加桂枝 10g，葛根 12g。

7 剂，水煎服。

按：少阳为热实则虚实兼夹，这也是有少阳的生理特性所决定的。病入少阳有其邪实的一面亦有其正气虚的一面，邪实则柴胡、黄芩清解，正虚则党参、姜、枣补养，半夏调和阴阳。百病之生皆在于阴阳失调，所以李士懋教授在"小柴胡汤及其衍生方"一文中强调"阴阳相交谓之泰，阴阳不交谓之痞。半夏泻心汤以半夏为君，既取其交通阴阳以消痞。所以小柴胡汤之半夏，重在交通阴阳。方以法立，法从机出。从小柴胡汤亦可推知，少阳病为半阴半阳、半虚半实的病机"。

《伤寒论》264条论述："少阳中风，两耳无所闻，目赤，胸中满而烦者，不可吐下，吐下则悸而惊。"265条论述："伤寒，脉弦细，头痛发热者，属少阳。少阳不可发汗，发汗则谵语，此属胃。胃和则愈，胃不和，烦而悸。"这就是被后世医家所称的少阳三禁，既禁汗、吐、下。此三法主要针对实证而设，第97条"血弱气尽，腠理开，邪气因入，与正气相搏"，明确指出少阳病的特点为"血弱气尽"，此其正虚的一面。"邪气因入，与正气相搏"，此邪实的一面。如此时再用"汗吐下"三法祛除病邪则恐进一步耗损正气，所以仲景创"和解"之法以治少阳之疾。这也佐证少阳病为"半虚半实，半阴半阳"的病机。

小柴胡汤原有加减之法，"胸中烦而不呕者"去甘温、温燥之人参、半夏，加甘寒清热之栝楼实以散结除烦。"若腹中痛者，去黄芩，加芍药三两"，因黄芩苦寒伤脾，腹中痛本为脾虚之侯，所以加芍药土中泻木，疏调脾络，缓急止痛。凡此等皆在示人以规矩，治病之道原无定法，一切尊"法随证立，方从法出"。若能明乎此就能如仲景在《伤寒论》序中所言"若能寻余所集则思过半矣"之训。李士懋教授明乎此，所以临症每用经方加减变化其效如神。

### （四）太阴虚火

提到太阴让人想到的自然是脾的问题，治疗脾虚的方子当属理中丸无疑。自仲景后的历代医家大致可分为经方派与时方派。经方派唯仲景之方为正统，时方派大多持"古方今病不相能"之理。一时间仿佛经方与时方是对立的、不相容的。其实两种思想有其正确的一面也有其不足之处。仲景在《伤寒杂病论》中所揭示的是病邪与人体相互作用的规律，其方药仅是举例而言。其最大的功绩莫过于创立了"三阴三阳平脉辨证"的理论体系，其方是这一理论体系的例证，而非其体系的精髓。阴阳是中医学的理论根基，三阴三阳六经是这一理论的细化。李士懋教授在《平脉辨证·经方时方案解》一书，"桂枝汤及其衍生方"一节中一语见的写道："所有的疾病，都是阴阳失调，所有的方子都是调和阴阳。"《道德经》曰："道生一，一生二，二生三，三生万物。""道"是世间万物的规律，在这个规律下产生了世界既"一"也，一分为二阴阳乃生，阴阳各分即太阳、阳明、少阳、太阴、少阴、厥阴也，此三阴三阳相互作用，由此天地乃生，万物乃成。

疾病亦是遵循阴阳的规律。从阴阳辨证角度看仲景开中医学之法门，后世诸家虽各持己见，实则是对仲景三阴三阳、平脉辨证理论体系的补充。从这个角度看，治疗三阴三阳六经的方子就不仅仅是《伤寒杂病论》中所列出的了。李士懋教授常言诊病处方要"师其法而不泥其方，守绳墨而废绳墨"，如此临证方能"从心所欲不逾矩"了。金元时期李东垣创立的"脾胃"学说及其代表方"补中益气汤"，实则是对仲景太阴病的补充。脾虚发热以甘温之法治之，乃东垣的一大发明，即李东垣所称谓的"阴火""贼火"。其产生的机理在《内外伤辨惑论》《脾胃论》等著作中都有阐述但不够清晰，致使后学多生歧义。有鉴于此，李士懋教授在《经方时方案解》一书，中篇时方"补中益气汤"一节中对于阴火的成因及其机理作了详细地阐述："五脏配属五行，金木水火土各代表一脏，是代表了该脏的全部功能。如水与木的关系，一般只云水能涵木，但是肾阳以温煦肝阳、肾精以充养肝血，则鲜有论者。土能克水，此水代表肾的全部功能，肾乃元阴元阳所居，土能克水，既制约肾水之泛滥，又能制肾中相火之上冲，这就是'土厚阴火自伏'的道理，也是土虚而阴火上冲的病机，其治疗大法，自当培土以治阴火。"李士懋教授对补中益气汤的加减运用已到了出神入化的地步，兹摘其病例于下。

**【病例 31】发热**

邵某，男，50 岁，石家庄市人。

2013 年 7 月 8 日初诊：每天下午 4～5 点钟心中烦热，心情抑郁，胃中凉，纳差，喜热饮，大便每日 2 次，发黏。脉弦濡滑数。舌暗苔腻。

证属：太阴虚，阴阳不交，湿热阻，寒热错杂。

法宜：寒热并治。

方宗：半夏泻心汤。

半夏 12g，黄芩 9g，黄连 10g，干姜 8g，党参 12g，白术 12g，炙甘草 8g，大枣 7 枚。

7 剂，水煎服，日一剂。

2013 年 7 月 15 日二诊：药后心中烦热大减，大便每日 1～2 次稍黏。脉弦濡滑数。舌暗苔腻。上方 7 剂续服。

按：半夏泻心汤见于《伤寒论》第 149 条"伤寒五六日，呕而发热者，柴胡汤证具，而以他药下之，柴胡证仍在者，复与柴胡汤。此虽已下之，不为逆，必蒸蒸而振，却发热汗出而解。若心下满而硬痛者，此为结胸也，大陷胸汤主之。但满而不痛者，此为痞，柴胡不中与之也，宜半夏泻心汤"。此条论述少阳病小柴胡汤证误下后的病机转变及救治之法。此方由小柴胡汤去柴胡加黄连，干姜易生姜而成，二方之中均有黄芩、人参、大枣、炙甘草、半夏。李士懋教授认为少阳病的本质是半虚半实半阴半阳，小柴胡汤中柴胡、黄芩针对的是少阳半实半阳的一面。半夏泻心汤则有黄连、黄芩泄热通降，亦可看作治疗少阳半实半阳的一面。二方的区别运用李士懋教授在《平脉辨证经方时方案解》一书中以详尽描述。"半夏泻心汤证，其根本原因是脾虚，升降失司，故以人参、炙甘草、大枣健脾，黄芩、黄连苦寒清热，干姜辛热祛寒，半夏交通阴阳，共奏辛开苦降，以复升降运化之职。小柴胡治正虚邪客，枢机不利，阴阳出入不利；半夏泻心汤治脾虚升降失司，皆着眼于气机之升降不利"。

**【病例 32】发热**

李某，女，40 岁，正定人。

2012 年 6 月 22 日初诊。每到夏季脚掌发热如火烤感数年，时欲凉水冰敷。冬季手脚凉。寐不安，入睡难。心情抑郁，时右协胀痛。贫血十余年，血红蛋白 90g/L 左右，服西药"速力菲"及中药阿胶等无效。经带及二便尚可。脉弦缓减，舌可，右侧有瘀斑。

证属：脾虚阴火横逆。

法宜：培土以制阴火。

方宗：补中益气汤加味。

党参 12g，生黄芪 12g，白术 10g，陈皮 7g，升麻 6g，柴胡 7g，当归 12g，葛根 12g，桃仁 12g，红花 12g，丹参 15g。

7 剂，水煎服，日一剂。

患者服完上药后脚掌热已减大半，自己按原方服药二十余剂。后经电话随访脚掌热已除，令人惊奇的是十余年之贫血亦逐渐正常。

按：此案之脚掌热为气虚发热，既东垣所称谓"阴火""贼火"者。李士懋教授在《火郁发之》一书，"火热的分类"一节中论述道："当脾湿下流于肾时，则闭塞气机，肾中相火不能升降出入，失却其伴君游行于全身，辅君行事的功能，相火郁而成火热，东垣把这种火称为阴火。"其治疗大法亦当培土，使土厚而阴火自伏。阴火横逆、气虚发热的表现可多种多样，可以是体温高甚至高热数月不解；也可以是身体某一部位的发热或火热的表现。如本案之脚掌发热数年而欲用冰敷者，也可是五官之一的热、痒、溃疡、疼痛等，变证多端。诊断其太阴虚火的关键在脉，正如东垣在《内外伤辨惑论》一书，"暑伤胃气论"中所云："证象白虎，惟脉不长实为辨耳。"李士懋教授于此平脉辨证，临证见脉沉取无力，其脉位可浮可沉，伴见气虚之症时既诊为阴火。

## 【病例 33】胸痛（食道炎）

马某，男，67 岁，山东人（现住石家庄）。

2013 年 7 月 1 日初诊：食管部位针刺样痛，甚则牵引前胸后背痛 4 个月，偶吐酸水，食管烧灼。西医检查诊断：①食管黏膜组织慢性炎症。②浅表性胃炎。经西医治疗至今，服西药则症状减轻，停药则疼痛加重。脉沉弦小滑减。舌淡苔腻。

证属：阳虚湿阻。

法宜：温阳化饮。

方宗：甘草干姜汤合苓桂术甘汤。

桂枝 12g，干姜 8g，薤白 12g，茯苓 15g，炙甘草 8g，白术 12g，半夏 12g。

7 剂，水煎服，每日一剂。

2013 年 7 月 5 日二诊：食管针刺样疼痛已除，胸背痛亦未发作。口干，余无不适。脉沉弦拘减。守 7 月 1 日方。

14 剂，水煎服。

按：胸为阳位，其病变寒热虚实皆可引起，单从症状角度很难判断出其病机为何。李士懋教授诊脉得"沉弦小滑减"。脉减表明其病机由实而转虚了。这就是李士懋教授经常强调的为什么辨证要首分虚实，虚实之分全在于脉沉取有力与否。有力则实，治法宜清泻实邪；而无力为虚，当以温补为主。以脉解症，此阳虚不能温化水饮所致。方用甘草干姜汤温振胸阳，苓桂术甘汤健脾化饮，使胸阳实而饮邪化。理法方药正确二诊诸症除。

## 【病例 34】腹泻

叶某，女 33 岁，石家庄市人。

2013 年 7 月 8 日初诊：腹胀小腹拘急、矢气胀减，纳差、大便每日

2～3次，不成形，自觉前后二阴向下坠，但无突出物，精力不济，三个月。痛经4年，月经前后腰痛、腿痛，须服止痛药，甚时呕吐绿水，经期经量基本正常，经有血块。末次月经6月28日。西医检查：①子宫内膜异位症。②子宫腺肌症合并子宫肌瘤。脉弦按之阳减尺弦。舌淡苔薄白。

证属：气虚下焦寒。

法宜：益气温暖下元，补土生火。

方宗：补中益气加温阳之品。

党参12g，白术12g，茯苓15g，黄芪12g，升麻6g，柴胡9g，当归12g，炙甘草7g，肉桂6g，炮附子9g（先煎），干姜7g。

7剂，水煎服，每日一剂。

2013年7月26日二诊：7月23日经至现未净，仍有血块，痛经较前明显减轻，已不需服止痛药，偶心烦，其他症除。脉弦数按之阳减尺旺。上方14剂。

按：经言："诸腹胀大皆属于热。"阴火的表现可多种多样，如本案之脉弦按之阳减而阴弦，平脉辨证，弦按之减症见腹胀、纳呆、大便不成形，辨为太阴脾虚之侯，前后二阴下坠为脾虚气陷所致。尺脉弦为少阴阳虚寒邪偏盛之象，经言："阳气者，柔则养筋，精则养神。"少阴阳虚所以精力不济。人是一个有机的整体，脏腑功能是相互制约的，如本案太阴脾虚失去对肾水的制约，上虚不能制下，再加肾阳不足下焦阴寒，龙雷之火随即上跃为患。当此之治自当培土以治阴火，此方用补中益气汤之意，加肉桂、干姜、附子温肾阳以行引火归元之职。二诊偶心烦，他症已除，此土厚阴火自伏，脉有弦数之意为阴去阳复的表现。

## 【病例35】腿痛（不宁腿综合症）

李某，男，37岁，石家庄市人。

2013年6月17日初诊：两腿烦不安3个月。腰痛、颈部凉僵。左侧眼、太阳穴处痛 2 天。心悸、烦躁一年。脚凉，中午困倦，纳稍差。脉阳弱关尺浮弦徐。

证属：气虚肾水亏。

法宜：补气虚、滋肾水。

方宗：滋水益气汤。

熟地黄 15g，茯苓 15g，生黄芪 15g，柴胡 9g，山茱萸 18g，龟甲 30g（先煎），党参 15g，升麻 7g，山药 15g，肉苁蓉 15g，白术 12g，当归 15g，

7 剂，水煎服，每日一剂。

2013 年 7 月 12 日二诊：腰痛稍显，余症除。脉阳弱尺弦。舌红有瘀斑。

上方 14 剂，水煎服。

按：李士懋教授平脉辨证，以脉解症，以脉解舌，解症者即解释其形成的病机。本案脉阳弱，阳弱者上焦阳气不足也，其形成的机理无外邪阻与正虚，再观关尺之有力与不足，有力者邪阻而清阳不升，无力者或脾、肝、肾虚而清阳不升。该患者关尺之脉浮弦徐，为肾水不足虚阳上浮之脉。辨证为气虚肾水亏。据脉以解症两腿烦不安为脾虚阴火横逆。

心悸、烦躁为肾水亏虚，虚火上扰所致。方随证出，以补中益气汤为基础加滋肾阴之品。二诊除腰略疼外余症均失，虽证未痊愈但病势已衰大半矣。

## 【病例 36】咳嗽

吴某，女，9 岁，藁城人。

2013 年 1 月 7 日初诊：感冒后咳嗽、纳呆 1 个月。打针输液效果不良。脉沉弦数减，舌尚可。

证属：土不生金。

法宜：培土生金。

方宗：补中益气汤加味。

党参 9g，陈皮 5g，黄芪 9g，当归 7g，茯苓 9g，五味子 4g，紫菀 9g 炙甘草 5g，白术 9g，升麻 5g，柴胡 6g，细辛 3g，百部 9g。

7 剂，水煎服，每日一剂。

2013 年 1 月 14 日复诊：咳嗽已不明显，纳食好转。脉沉弦数减；舌略红。上方 7 剂，水煎服。

按：经言："五脏六腑皆令人咳，非独肺也。"这就是全局观的具体体现，为什么五脏六腑都能令人咳嗽呢？因五脏六腑之邪必上干于肺，引起肺的宣降功能失调，即能引起咳嗽。那么是否五脏六腑只要有邪，都能引起咳嗽呢？显然不是的，"邪之所凑，其气必虚"此言既适用于外感也适用于内伤。五脏六腑本脏有病由于其功能失调，原所司之职不行，并会产生病理产物或曰邪气。如脾虚而生湿痰，肾阳虚之水邪上泛，肝阴不足之虚阳化风等，皆会沿五行生克关系波及他脏。而他脏是否受邪发病则要看这一脏腑的正气是否充实。此即"正气存内，邪不可干"之谓。

如脾虚为患，"脾胃者，仓廪之官，五味出焉"，五味长养五脏。脾虚则运化水谷之力弱，谷不化则腹胀满，下利，四肢乏力等。运化水的能力差则聚而成痰成湿。其病变可沿生克关系渐及他脏。首先由于脾土生肺金，脾虚一者肺失生养至肺气随之而虚，再者脾虚所产生的痰饮亦可波及于肺，这就是后世所云"脾为生痰之源，肺为储痰之器"。二者均可致肺的宣发肃降之职失司，而气机上逆为咳。此时如肺气旺不受其邪则不会发生咳嗽。如肾气不充则其湿气下流乘肾，东垣谓"土克水，则骨乏无力，是为骨蚀，令人骨髓空虚，足不能履地"，反之肾气充实则湿不能侵也。如肝气不足即会出现木不疏土的两胁胀满，心情抑郁等症状，肝气充实则不受其邪。如心气不足，脾虚气血生化乏源，心所主者血也，气血不足则心悸怔忡作矣。凡此五脏病之病机皆由脾虚引起，病机相同其治法亦大致相同，此即"异病同治"也。大而化之肺病、肝病、心病、肾病皆可传变他脏，其临床表现大致相同，而其治疗之法则因引起病变的脏腑不同各异，此即"同病异治"。

**【病例37】淋证（前列腺炎）**

杨某，男，26岁。

2013年6月20日初诊：2012年10月份出现小便余沥不尽，诊断为前列腺炎。经中药治疗症状消失。2013年6月8日症状复现，前列腺液化验：WBC：（3+～4+）。其他无不适。脉沉弦滑减。舌胖大淡红。

证属：脾虚湿浊下渗。

法宜：健脾升清化湿。

方宗：升阳益胃汤。

党参12g，黄连9g，土茯苓18g，羌活8g，独活8g，白术12g，半夏9g，泽泻12g，柴胡9g，生黄芪12g，陈皮9g，防风8g，白芍10g，败酱草30g，车前子12g（包煎）。

14剂，水煎服，每日一剂。

2013年7月1日二诊：患者服上药后小便通畅，精力充沛，前列腺液化验正常。脉沉弦滑减。舌淡胖苔白。上方继服14剂。

按：经云："饮入于胃，游溢精气，上输于脾，脾气散精，上归于肺，通调水道，下输膀胱，水精四布，五经并行。合于四时，五脏阴阳，揆度以为常也。"可见水液代谢的正常运转与肺脾肾三脏密切相关。肺失宣发肃降、脾失健运、肾失摄纳等均可导致水液代谢的异常。其临床表现复杂多样，可水肿、头晕、心悸、咳喘、大便不调、小便不畅等。临证当平脉辨证四诊合参，查病之虚实，症因何脏而发。本案脉沉弦滑数减以正虚为主。实者当泻虚者当补，本案之小便不利为脾虚不能治水所致，法当健脾升清化湿，方选升阳益胃汤加减。是方出自李东垣《内外伤辨惑论》，"脾胃虚则怠惰嗜卧，四肢不收，时值秋燥令行，湿热少退，体重节痛，口干舌干，饮食无味，大便不调，小便频数，不欲食，食不消；兼见肺病，洒淅恶寒，惨惨不乐，面色恶而不和，乃阳气不伸故也。当升阳益气，名之曰升阳益胃汤"。如从方证相应角度看，升阳益胃汤的临床表现复杂多样，而本案只是西医检查异常，无任何临床症状，单从症状角度恐怕辨不出所以然。这时脉学的诊断价值就显得尤为重要了。患者脉沉弦滑减，减者脾虚之象，舌淡胖为脾虚夹湿邪所致。故辨证为脾虚湿浊下渗，方用升阳益胃汤健脾祛湿，使湿祛清阳得展而药到病除。

## 【病例38】发热

董某，女，27岁。

2013年9月27日初诊：上午10点至傍晚脸红发热，口干舌燥，心烦甚，体内烦热已年余，但自测体温不高。大便干，3～4天一行，经量少，白带多。舌红苔白。脉弦滑数，按之减。

证属：脾虚，阴火浮动。

法宜：培中健脾，以治阴火。

方宗：补中益气汤。

党参12g，茯苓15g，柴胡8g，白术10g，炙甘草9g，升麻5g，生黄芪12g，当归12g，肉桂5g。

7剂，水煎服，每日一剂。

2013年10月19日二诊：脉弦滑数，按之减，舌红，服药后心烦及体内发热等症状基本消失，脸仍红发热，大便干，补述食后胃胀已1年。

上方加火麻仁15g，五味子7g，改炒白术为生白术18g。

按：气虚发热，以甘温法治之，是东垣一大创见，补中益气汤为其代表方。阐述关于气虚发热的机理，东垣称为"阴火""贼火"，其机理在《脾胃论》及《内外伤辨惑论》中都有论及。李士懋教授认为东垣对阴火机理的阐述，至少有七八种解释，不仅没讲清楚，反而让人歧义百出，不知所从。

应该如何理解脾虚而阴火上冲呢？李士懋教授说：关于五行生克的理论，我们往往理解得不够全面。五脏配属五行，金木水火土各代表一脏，是代表了该脏的全部功能。如水与木的关系，一般只云水能涵木，但是肾阳以温煦肝阳，肾精以充养肝血，则鲜有论及。土能克水，此水代表肾的全部功能，肾乃元阴元阳所居，土能克水，既能制约肾水的泛滥，又能制约肾中相火之上冲，这就是土虚而阴火上冲的病机。如此理解，就简洁明了，真是一语中的！

关于气虚发热的症状，临床上可表现为体温的升高，有低热也有高热，但有时体温并不高，仅为自觉发热，如本案体温不高仅觉脸红发热。病程一般较长，长者可达数月或数年，往往伴有气虚的症状，如肢困乏力，心慌气短，头晕头沉，自汗畏风等症。气虚之中最重要的指征是脉。气虚之脉特征是沉取无力，其脉可浮可沉，因气虚无力鼓荡血脉，故脉可沉。浮者为气虚而不安于位浮动之象，此时虽浮洪大然必按之无力。本案脉弦滑数，似为热盛之象，然按之减，必属正虚。李士懋教授谆谆告诫我辈，脉以沉为本，以沉为根。沉取是分辨虚实的关键，沉取有力为实，无力为虚。如此则虚实可分，功补可判，真如醍醐灌顶。本案如不以沉取之脉为准，症状中又是一派热象，往往判为实证，如此则大谬，临床不可不慎哉！

### （五）少阴虚火

少阴为病亦有寒化热化之不同，多以伤及肾阴肾阳为主。心亦属少阴，然"心不受邪，受邪则死"，所以少阴病多从肾论治。三阴三阳平脉辨证体系有广义狭义之分，广义者阴阳存在于身体的每一脏腑组织，所以凡病都可从三阴三阳六个方面进行论治。狭义者如外感之少阴病则以肾为主。言少阴虚火亦从阴阳两方面论述。肾为水火之脏，正常情况下天运朗朗红日当空，则"君火以明，相火以位"，肾中相火自安其宅。病理情况下或外感或内伤损及肾阴肾阳时，肾中所寄之相火即飞腾而出焚房燎原，此火不可直折，不可水灭，当引火归原，使"离照当空，阴霾自散"，龙雷之火潜于水中自安其宅。

肾阳虚衰，阴寒内盛，非附子、干姜纯阳之品不足以回阳救逆。所以方子多以四逆汤类为主。因阳虚而寒邪凝滞者在姜、附温阳的基础上加麻黄细辛之品散寒解凝。肾阴虚虚阳外越者，治当滋阴降火并行，使龙雷之火安于其宅。

## 【病例 39】发热

徐某，男，22 岁。

2004 年 10 月 5 日初诊：昨日恶寒发热，体温 39.4℃，头痛、身痛、呕吐、手足凉。夜间已发汗，恶风寒已解，仍发热，即刻体温 38.7℃。脉左沉细无力，右沉弦拘紧。舌可，苔白。

证属：少阴感寒。

法宜：温阳散寒。

方宗：麻黄附子细辛汤。

麻黄 6g，炮附子 12g（先煎），细辛 5g，吴茱萸 6g，生姜 6 片，炙甘草 7g。

2 剂，水煎服，6 小时一煎。

药后得微汗，病除。

按：经言："邪之所腠其气必虚。"同一风邪感人后是否发病，发病后的具体表现，皆因人而异，"阴虚者阳必凑之"，反之亦然。此患者即寒邪直中少阴之份。外感的症状大多类似，究竟该如何诊断其在三阴三阳中的哪一阶段呢？李士懋教授平脉辨证，脉得沉细无力为少阴之脉，脉沉弦拘紧者为寒邪外束之象。以脉解症，头痛、身痛、恶寒、手足凉，乃寒邪侵袭肌表之侯。治疗之法自当温阳散寒，方取麻黄附子细辛汤温起少阴之阳。

《伤寒论》以寒邪伤阳为主线，以固护阳气为要旨，所以《伤寒论》中温阳的方子为多。

## 【病例40】发热

刘某，男，38岁，石家庄市人。

2011年1月28日初诊：发热微恶寒2日，体温39℃，服退热药则缓解。周身酸痛，纳呆，偶咳痰少。脉浮弦数，沉取寸弱尺躁动。舌红苔白。

证属：肺气虚，水亏相火动。

法宜：温补真阴，益肺气。

方宗：理阴煎加黄芪。

熟地黄50g，山茱萸30g，当归12g，肉桂4g，炮姜4g，生黄芪12g。2剂。水煎服，一日三服。

2011年1月9日二诊：药后汗出，今晨体温37.2℃，未服退热药。未见腹胀。脉浮弦数按之无力，尺躁动已轻。舌偏暗，苔灰厚。

熟地黄30g，山茱萸20g，当归12g，肉桂4g，炮姜4g，生黄芪12g，党参12g，白术10g，茯苓15g。

2剂，水煎服，每日一剂，一日三服。

2011年2月19日告曰：服上药后汗出热退。

按：此亦少阴之病，与例38不同的是彼伤少阴之阳，而此伤少阴之阴。"一阴一阳谓之道""察色按脉先别阴阳"，李士懋教授深明阴阳之理，阴阳者以脉别之。例38脉沉细无力为阳虚无力鼓荡血脉之侯，例39尺脉躁动不宁为病邪损伤肾阴，虚阳妄动之象。阴阳之别全在乎脉也。

## （六）厥阴虚火

厥阴应之于脏腑则肝应之。肝为阴尽阳生之脏，到此阶段阴阳皆弱。主之于时则春应之，乍暖还寒。若春寒料峭，则春生之气易被伐而不生，或将养失宜、寒凉克伐皆可损及肝阳，形成肝寒。若外来之邪耗伤肝阴，则易形成肝阳虚亢之肝阴虚证。阴阳相并而行"独阳不生，孤阴不长"，今肝寒阳本馁弱，阴寒之气肃杀禁锢肝之气机，阳虽虚而远未亡，遭禁之阳郁而化火，形成寒热错杂之证。

## 【病例41】腹胀

郭某，女，31岁，石家庄市人。

2013年8月5日初诊：着急、劳累后则腹胀。失眠头痛、腰痛、白带多、阴部痒，一年余。市四院、省四院妇科检查示：慢性盆腔炎、中度宫颈糜烂，几经治疗效果不明显。素怕冷、身乏力。他尚可。脉沉弦数。舌绛红，有裂纹。

证属：气滞肝郁。

法宜：行气疏肝。

方宗：丹栀逍遥散加味。

丹皮9g，柴胡9g，当归12g，白术12g，薄荷5g，蛇床子15g，枳壳6g，栀子9g，白芍15g，茯苓15g，炙甘草6g，败酱草30g，地肤子15g。

7剂，水煎服，每日一剂。

2013年8月23日二诊：寐差，余症减轻。脉沉弦数，舌绛红有裂纹。

上方加酸枣仁40g。7剂，水煎服。

2013年8月23日三诊：阴稍痒，他症已除。脉沉弦细数减。舌绛红，有裂纹。

上方去丹皮，栀子，加党参12g，黄芪15g。7剂，水煎服。

按：本患者的主要症状表现为着急上火、劳累后腹胀。腹胀一症寒热虚实均可引起，临床上究竟该如何而辨证呢？仲景创立了平脉辨证的医疗体系，后辈自当寻其足履。本案脉沉弦数，沉主气滞、弦数主肝郁有热。着急上火则加重肝经郁热，肝木横逆脾土所以腹胀。脾主四肢，劳累则伤脾，脾虚则肝木来乘，亦发腹胀。他症皆可因肝郁相火横逆而起。所以选用疏解肝郁健脾的丹栀逍遥散来治疗。李士懋教授同意诊疗方案。二诊脉如前，但症状已减半。失眠较突出，所以加用酸枣仁滋肝之阴泻肝之用，此即经言"肝欲散，急食辛以散之，用辛补之，酸泻之"之意。三诊症状基本消失，按常理当"效不更方"。然其脉象已然改变，由沉弦数变为沉弦数减，此脉"减"的病机为肝经热邪已解，脾虚之象显露，所以治法亦当随之而变，上方中去苦寒之栀子、丹皮，加党参、黄芪。方子虽只去两味药、加两味药，然其大法已变。此即平脉辨证的精髓所在。

## 【病例 42】头痛

李某，女，20 岁，石家庄市人。

2013 年 8 月 31 日初诊：经常恶心、头痛、欲吐，头重脚轻。纳可、经调、二便可。脉弦细紧减。舌淡红苔薄白。

证属：肝胃虚寒。

法宜：温肝胃之阳。

方宗：吴茱萸汤。

吴茱萸 8g，大枣 7 枚，党参 15g，生姜 6 片。

7 剂，水煎服，日一剂。

2013 年 9 月 9 日二诊：上证除。脉弦细紧减。舌偏红苔白。

证属：肝胃虚寒，肝郁脾虚。

法宜：湿肝胃之阳，散肝之郁，补脾之虚。

方宗：吴茱萸汤合逍遥散。

柴胡 9g，当归 12g，白芍 12g，茯苓 12g，白术 10g，炙甘草 7g，党参 12g，吴茱萸 8g，大枣 7 枚，党参 15g，生姜 6 片。

7 剂，水煎服，每日一剂。

按：《伤寒论》第 378 条"干呕，吐涎沫，头痛者，吴茱萸汤主之"。从症状角度看似乎与本证方症相应，但中医之辨证论治绝非辨的是临床症状是否与《伤寒论》《金匮要略》条文中的症状相符。那样是简单地以方对症，失去的是辨证论治的灵魂，是回到仲景之前的经验方的状态。李士懋教授在临床中经常用到经方，并且对经方极为推崇。但其在运用经方时，是在平脉辨证的基础上看辨证所得病机是否与经方的主治病机相符，只有在病机相同的情况下才选用该方。如吴茱萸汤，其病机为肝寒而脾虚，所以方用吴茱萸温肝散寒，人参、大枣、生姜健脾。本案脉弦细拘减，脉拘者寒凝也，弦细减者脾虚使然。恰与吴茱萸汤的病机符合所以才选用该方。药中病机诸症得解。二诊三诊在吴茱萸汤的基础上加逍遥散温肾之品，意在健脾温肾，舒调因肝寒而郁滞的肝气。

## 【病例 43】呕吐

聂某，男，61 岁，井陉县人。

2014 年 3 月 21 日初诊：吃饭则干哕、呕吐十余天。闻油腻则发，精力不济。心电图示：频发室早。二便可。脉弦按之阳减尺弦参五不调；唇暗舌嫩红。

证属：阳虚肝脾运化失司。

法宜：温肝健脾。

方宗：乌梅丸加味。

乌梅 8g，细辛 6g，桂枝 12g，黄连 6g，黄柏 6g，当归 12g，红参 12g，川椒 6g，干姜 7g，炮附子 15g（先煎），茯苓 15g，白术 12g，炙甘草 9g，生姜 12g，炒蒲黄 12g（包煎），五灵脂 12g。

7 剂，水煎服，每日一剂。

2014年3月28日二诊：吃饭时干呕除。可进食油腻食物，乏力，纳尚差。心电图示：窦性心动过速。上方加焦三仙各12g，14剂，水煎服。

按：乌梅丸是李士懋教授常用的方子。师言乌梅丸有数方组成。蜀椒、干姜、人参乃大建中之主药，大建中脏之阳；附子、干姜，乃四逆汤主药，功能回阳救逆；当归、桂枝、细辛，含当归四逆汤主药；黄芩、黄连、人参、干姜、附子寓半夏泻心汤之意。乌梅丸集数方之功于一身，具有多种功效，共奏扶阳调寒热，使阴阳臻于和平。从而诸症得平。

# 第六章　少阳病病案研究

说起少阳病和小柴胡汤，人们再熟悉不过了。但是，对于少阳病的认识，历来都有一些有争议的问题，这些问题也是见仁见智，李士懋教授以自己五十多年的临床和理论研究，对少阳病中的一些问题，提出了自己的见解，并且可以指导临床应用，而不仅仅是理论之争，这是李士懋教授对少阳病最大的贡献。

首先，李士懋教授提出，少阳病的性质是"半阴半阳或半虚半实证，是一个病理概念，而不是病位的概念，也不是单纯的热证"。如果从病位的角度来讲，表或外指少阳病半阳、半实的一面，也就是阳结的一面。阳结的部位是少阳，即胆与三焦，而不是太阳。里或内是指少阳病半虚半阴的一面，是指太阴脾虚，而不是指阳明。所以少阳病的本质，是由少阳郁结与太阴脾虚两部分组成。

关于少阳病中"但见一证便是"的问题，李士懋教授指出，一定要在一个大的前提下说这个问题，也就是一定要在"伤寒中风"这个范围内，才可以提"但见一证便是"。如果离开这个前提，那么就没有可行性，也会在临床上出现偏差。

李士懋教授认为柴胡八症，根据其诊断价值的权重，依次为：脉弦，胸胁苦满，往来寒热，口苦，心烦喜呕，目眩，嘿嘿不欲饮食，咽干。

对于典型的小柴胡汤，大家可能会很熟悉，但是不典型小柴胡汤证，也是大家要注意的，仲景在《伤寒论》里一共列举了14条来说明这个问题，具体论述可参考李士懋教授的相关著作。

少阳病的脉象，应以弦脉为主脉，或兼紧、细、沉。

李士懋教授在应用小柴胡汤证的指征是：一是脉弦；二是七症中，但见一症便是，无论外感内伤都可用。

## 【病例44】咳嗽（急性上呼吸道感染）

侯某，女，12岁，石家庄人。

2012年8月6日初诊：咳嗽，黄痰，时鼻塞一周，纳可，寐安，二便调。既往月经来潮已经一年，经期前第一天腹痛，伴恶心欲呕。舌红暗，脉弦濡滑数，寸旺。

证属：少阳郁火。

法宜：和解少阳，清透郁火。

方拟：小柴胡汤加味。

柴胡9g，黄芩12g，半夏9g，党参12g，生姜6片，炙甘草8g，大枣7枚，黄连9g，香附10g，生蒲黄10g（包煎）。

7剂，水煎服，每日1剂。

2012年8月17日二诊：药后痰除咳止，偶鼻塞，即将来经，脉弦濡滑数，舌可，上方加白芍10g，7剂，水煎服。

按：患者证见咳嗽、黄痰、鼻塞，显然属于肺之病变，然而经云"五脏六腑皆令人咳，非独肺也"，故而此证是肺本身的病变，还是由其他脏腑影响而造成的，则须当凭脉以辨之。脉见弦滑数，寸旺，弦为肝脉，主肝胆之病，濡即软也乃不足之象，滑主痰，数主热，寸旺乃肺热，故断为少阳郁火犯肺，与小柴胡汤加味，以和解少阳，清透郁热。

在小柴胡汤的或然证中，也曾提到咳嗽，"若咳者，去人参、大枣、生姜，加五味子半升，干姜二两"，正是由于对此条的印象太深刻，以至于很多人在临床中使用小柴胡汤治疗咳嗽，只会用加五味子干姜法，而忽略了少阳病是具有寒化、热化两途的性质。李士懋教授在"小柴胡汤及其衍生方"一文为我们指出："少阳病传变。因少阳病属半阴半阳、半虚半实证，所以少阳病有寒化热化两途。阳盛则传阳经——少阳病热化，亦可传入阴经。"所以在此案中，属于少阳热化传于手太阴肺经，引起咳嗽咳痰，治疗时自然不能死搬原文，套用原方。

另外，李士懋教授精研伤寒，对于少阳病的认识尤有心得，论证了少阳病的本质为半阴半阳、半虚半实证，而非纯热证；少阳病的病位在阴阳交界之处，出则三阳，入则三阴，而非居于太阳阳明之间。并指出典型小柴胡汤证，为少阳病提纲三症，加小柴胡汤证四大主症，共七症。其诊断价值权重，依次为：脉弦，胸胁苦满，往来寒热，口苦，心烦喜呕，目眩，默默不欲饮食，咽干。不仅如此，李士懋教授还为我们给出使用小柴胡汤的标准：一为脉弦，弦可见沉、拘紧、数，按之减。二为七症中但见一症，又见脉弦，即可诊为少阳病，可与小柴胡汤主之。无论外感内伤，皆如此，其他症可见可不见。

## 【病例45】失眠、腹痛、感冒（上呼吸道感染）

郭某，女，31岁，石家庄人。

2013年11月4日初诊：失眠1天，少腹痛3天，感冒3天，头两侧痛，鼻塞流黄浊涕，咽痒，口苦，纳差，偶恶心，舌淡红苔薄白，脉弦数减。

证属：少阳证。

法宜，和解少阳。

方宗：小柴胡汤。

柴胡8g，黄芩8g，清半夏10g，党参8g，生姜5片，大枣3个，白芷8g。

3 剂，水煎服，每日 1 剂。

2013 年 11 月 16 日二诊：失眠、腹痛、头痛、鼻塞流涕、咽痒、口苦等症均愈，现纳差，四肢无力，流涎，头晕，带下量多、色黄、质稀、味秽。舌淡红苔薄白，脉沉弦细减。

证属：中焦虚寒。

法宜：理中焦之阳。

方宗：附子理中汤。

炮姜 7g。白术 12g。党参 12g。炙甘草 7g，肉豆蔻 8g。

3 剂，水煎服，每日 1 剂。

上方加味服用 1 个月痊愈。

按：本案中医诊断有三：失眠、腹痛、感冒。虽然是三种不同的病同时出现，但是中医治病是从证入手的，所以我们首先要辨证，而辨证的主要依据是脉诊。

此案脉弦数减，弦主肝、主郁、主饮、主寒、主虚，沉取有力为实，沉取无力为虚；数主热，沉取有力为实热，无力为虚，虚为什么数呢？因正气虚衰，气血张皇，奋力鼓搏以自救，且越虚越数，越数越虚；减脉为虚。经上述分析可判断弦数减之脉为正气不足、气机郁结、寒热错杂之证。《伤寒论》第 97 条云："血弱气尽，腠理开，邪气因入，与正气相搏，结于胁下。正邪分争，往来寒热，休作有时，嘿嘿不欲饮食。脏腑相连，其痛必下，邪高痛下，故合呕也，小柴胡汤主之。"此条文描述的少阳证病机恰是正气不足，复感外邪，正邪相争而形成的寒热错杂之证，与本案病机相符，故本案诊为少阳证。正气不足，复感外邪，阳郁于内，热扰心神而失眠，郁热上攻而口苦；两少腹为肝经循行之处，肝胆互为表里，头两侧为胆经循行之处，邪结少阳，枢机不利，故两少腹痛、头两侧痛；少阳枢机不利，气机升降失常，胃气不降则纳差、呕恶，肺气不宣则鼻塞流黄浊涕。

少阳证代表方剂为小柴胡汤，方中柴胡为君，"治心腹肠胃中结气，饮食积聚，寒热邪气，推陈致新"，和解少阳之郁结，清透少阳郁热，复少阳升发、舒启之性，使枢机调畅；黄芩苦寒，清泄少阳邪热；党参、生姜、大枣健脾益气，培补中州，既补虚又有"见肝之病，知肝传脾，当先实脾"之效；半夏降逆止呕，交通阴阳；白芷通窍止头痛。诸药合用共奏清热解郁、扶正祛邪、调和阴阳之功。

药后诸证消失，证明辨证论治准确。

二诊脉沉弦细减，沉主里，细而减可以是血虚不能充盈脉道，可以是气虚鼓荡无力，结合症状表现应为脾虚。脾虚，运化无力而纳差；脾主四肢肌肉，脾虚则四肢无力；涎为脾之液，脾虚不能固摄则流涎；脾虚清阳不升，清窍失养则头晕；脾虚水液运化失常，聚而为湿，湿气下流则带下量多、质稀，李士懋教授是不以颜色气味定寒热，故色黄、味秽不作为诊断依据。方用理中汤加味以健脾益气，共服1个月脾气健旺而诸症愈。

### 【病例46】咳嗽（上呼吸道感染）

韩某，女，29岁，石家庄人。

2013年8与12日初诊：咳嗽4天，干咳少痰，咽痒即咳，夜重，多为阵发，伴胁痛，影响睡眠，每夜睡眠3～4小时，咽干，音哑，两太阳穴痛，畏寒。舌稍红，脉弦细数减。

证属：少阳咳嗽。

法宜：和解少阳，止咳。

方宗：小柴胡汤加味。

柴胡8g，黄芩8g，半夏8g，太子参10g，炙甘草6g，桔梗6g，前胡10g，紫菀12g，款冬花12g，干姜6g，细辛5g，五味子5g。

4剂，水煎服，每日1剂。

2013年9月6日二诊：服上方后咳嗽几愈，偶咳，未再来诊。近5天咳嗽加重，头痛，少痰，咽痛，淋巴结肿大，纳差，现行经第三天，量少，乏力。舌稍红，苔薄白。脉弦细少数减。

上方 7 剂，水煎服，每日 1 剂。药后症状消失。

按：咳嗽本非大病，如若辨证不准，亦可迁延数月难愈。《素问·宣明五气》云："五气所病……肺为咳。"《素问·咳论》认为："皮毛先受邪气，邪气以从其合也。其寒饮食入胃，从肺脉上至于肺，则肺寒，肺寒则外内合，邪因而客之，则为肺咳。"又言："五脏六腑皆令人咳，非独肺也。"强调外邪犯肺或脏腑功能失调，病及于肺，均能导致咳嗽。

咳嗽的病因病机《景岳全书·咳嗽》做了高度概括："咳嗽之要，止惟二证，何为二证？一曰外感，一曰内伤而尽之矣。"外感即外感六淫之邪，《河间六书·咳嗽论》曰："寒、暑、燥、湿、风、火六气，皆令人咳嗽。"张景岳则说："六气皆令人咳，风寒为主。"认为咳嗽风邪夹寒者居多。内伤咳嗽总由脏腑功能失调，内邪干肺所致。肺脏本身之病而致的咳嗽自不必多言，他脏因何致咳嗽呢？如情志失调，肝失条达，气郁化火，气火循经上逆犯肺可致咳嗽；如饮食不当，过食酒酪辛辣、肥甘厚味，致脾胃失于健运，痰浊内生，上干于肺可致咳嗽；如肾气虚衰，肾不纳气，气上逆于肺亦可致咳嗽。虽然五脏六腑均能令人咳，《景岳全书·咳嗽》指出"咳证虽多，无非肺病"，也就是说不论哪个脏腑引起的咳嗽，最终都是影响了肺的宣降功能。《医学心悟》说："肺体属金，譬若钟然，钟非叩不鸣，风寒暑湿燥火六淫之邪，自外击之则鸣，劳欲情志，饮食炙煿之火自内攻之则亦鸣。"

《中医内科学》强调咳嗽的辨证要重视咳嗽的时间、节律、性质、声音以及加重的因素。这些因素固然为咳嗽的辨证提供了依据，然而有些表现，比如咳嗽的声音，是粗浊的还是嘶哑的？是不是如鹭鸶鸣？还是喉中如水鸡声？病人往往叙述不准确，而看病时咳嗽也不一定就发作，以致误导了医生。最直接反映疾病本质的诊断方法，莫过于脉。风寒袭肺脉弦拘紧，风热犯肺脉滑或数，风燥伤肺脉数，痰湿蕴肺脉濡滑，痰热蕴肺脉滑数，肝火犯肺脉弦数，肺阴亏耗脉细数……

本案脉弦细数减。脉弦主肝、主郁、主饮，细为阴虚，数为有热，减为阳气虚，此为虚实兼夹、寒热错杂之脉。咳嗽已4天，正气已虚，干咳少痰、咽干、音哑为热邪伤阴，太阳穴及两胁为少阳经所主，少阳受邪则太阳穴痛、咳引胁痛。《伤寒论》第97条"血弱气尽，腠理开，邪气因入，结于胁下……或胁下痞硬……或咳者，小柴胡汤主之"。方中柴胡解少阳郁结，复少阳升发之性，使枢机调畅，且能清透郁热，黄芩苦寒，清泄少阳邪热，太子参健脾益气生津，半夏交通阴阳，桔梗、前胡宣降肺气，紫菀、款冬花润肺止咳，干姜、细辛温化寒饮，五味子收敛肺气，防姜辛温散太过。诸药合用，补中有泻，散中有收，寒温并用，切中病机。

对于小柴胡汤应用指征，李士懋教授做了详细论述。认为小柴胡汤证七症中，最具特征的症状，依次排序为脉弦，胸胁苦满，往来寒热，呕吐，有欲饮食。热型非必寒热往来，亦可见发热、潮热。若兼表热或三阳合病，以少阳证为主者，可予小柴胡汤统治。其脉当弦，或兼细、沉、紧，必按之减。小柴胡汤证之脉与乌梅丸之脉同为弦减，如何区别呢？李士懋教授强调平脉辨证是在望闻问三诊基础上的平脉辨证，绝不是单一靠脉诊，故小柴胡汤证和乌梅丸证要结合其他三诊来区分。小柴胡汤证是气虚兼有阳气内郁，而乌梅丸则是阳虚而相火内郁，小柴胡汤证的热势应较乌梅丸证盛，而乌梅丸证的阳虚之势更明显。

## 【病例47】郁证（抑郁、狂躁双向性精神障碍）

李某，男，29岁，邢台人。

2013年5月5日初诊：抑郁、狂躁双向性精神疾患9年。现轻微头痛、头昏不清、易疲劳、口苦、呼吸表浅、身动手颤、乏力、寐差。现口服8种治疗精神类西药，具体药物不详。脉沉弦略数按之减，舌可。

证属：少阳枢机不利。

法宜：和解少阳。

方宗：小柴胡汤合桂枝去芍药加蜀漆龙骨牡蛎救逆汤。

柴胡 9g，桂枝 12g，生龙骨 30g（先煎），生牡蛎 30g（先煎），茯苓 15g，常山 7g，黄芩 10g，党参 12g，半夏 12g，大黄 4g，大枣 4 枚，生姜 2 片。

14 剂，水煎服，每日 1 剂。

2013 年 5 月 27 日二诊：诸症均明显减轻，天凉易咳。脉沉弦徐按减尺沉。

上方去大黄。改黄芩 8g，加肉苁蓉 12g。

14 剂，水煎服，每日 1 剂。

2013 年 6 月 17 日三诊：诸症续减，尚口苦、入睡难。西药已减至 4 种。

5 月 5 日方续服。14 剂，水煎服。

按：李士懋教授认为，少阳病的性质为半虚半实、半阴半阳。由此案来看患者为抑郁、狂躁双向性精神疾患。脉沉弦略数按之减，弦为少阳之脉，略数为少阳半实化热的表现，按之减为少阳半虚的一面。患者的症状表现抑郁、狂躁双向性正符合了少阳病半虚半实、半阴半阳的根本性质。当脾虚较甚性质以半阴、半虚为主时，患者即表现出抑郁的一面。当胆郁化热其性质则以半阳、半实为主要表现，患者则表现为狂躁。小柴胡汤既有柴胡、黄芩清热去实的一面，又有党参、甘草、大枣、生姜健脾补虚的一面，半夏调和阴阳，这正符合少阳病的本质。

人体患病是极其复杂的，有正虚的因素有邪实的因素，致使机体阴阳乖戾气机升降失常，从而诸症丛生，病变百端。本案为少阳枢机不利，在此基础上脾虚生痰，续而痰浊上扰心神，出现神志方面病变。治疗在和解少阳枢机的基础上，合桂枝去芍药加蜀漆龙骨牡蛎救逆汤以镇静安神、兼祛痰浊。从一个月的治疗结果来看，患者精神症状基本控制，西药也从之前的 8 种之多减为 4 种。

## 【病例 48】郁证

韩某，女，29 岁，石家庄人。

2014 年 10 月 24 日初诊：心烦，悲伤欲哭 2 年，偶自言自语，健忘，心情压抑，咽干，上午困倦，偶失眠，月经 15 岁初潮，经期 6 天，前期 10～15 天，量多有块，舌淡红苔薄白，脉沉弦细数，左减。

证属：少阳郁热。

法宜：解少阳郁热，安神定志。

方宗：小柴胡汤合甘麦大枣汤加龙牡。

柴胡 9g，黄芩 9g，清半夏 12g，党参 12g，生龙骨 30g（先煎），生牡蛎 30g（先煎），炙甘草 10g，白芍 12g，当归 12g，浮小麦 30g，生姜 10 片，大枣 6 个。

14 剂，水煎服，每日 1 剂。

2014 年 11 月 7 日二诊：心情压抑减，健忘略减，余症同前。脉弦细数，寸弱，左减。

上方加黄芪 15g，7 剂。

上方加减又服用 56 剂，心情抑郁、悲伤烦躁、自言自语均已消失。

按：此患者为郁证，郁证是由于情志不舒，气机郁滞所引起的一类病证，主要表现为心情抑郁、情绪不宁、胁肋胀痛、易怒善哭，以及咽中如有异物梗阻，失眠等复杂症状。《医经溯洄集·五郁论》中说："凡病之起也，多由乎郁，郁者，滞而不通之义。"郁证的发生，是由于情志所伤，肝气郁结，逐渐引起五脏气机不和所致，但主要是肝、脾、心三脏受累以及气血失调而成。郁证初起，总属情志所伤，气分郁结。郁证的发生不外虚实两端，其治疗原则当遵《临证指南医案·郁证》之："郁则气滞，气滞久则必化热，热郁则津液耗而不流，升降之机失度，初伤气分，久延血分，延及郁劳沉疴。故先生用药大旨，每以苦辛凉润宣通，不投燥热敛涩呆补，此其治疗之大法。"实证以疏肝理气为主，依其病情分别佐以行血、化痰、利湿、清热、消食，虚证则以益气扶正为法。常用方剂有柴胡疏肝散、丹栀逍遥散、半夏厚朴汤、甘麦大枣汤、归脾汤、滋水清肝饮等。

李士懋教授既平脉辨证，此案亦由脉分析。脉弦细数，左减，弦主肝、主郁，细、减为虚，数为有热。李士懋教授在《中医临证一得集·论少阳病小柴胡汤本质及应用》中告诉我们：脉弦，加上口苦、咽干、目眩、嘿嘿不欲饮食、往来寒热、胸胁苦满、心烦喜呕中的一症，即可诊为少阳病，予小柴胡汤主之。无论外感、内伤，皆如此，其他症可见可不见。本案脉弦，又见心烦、咽干，故诊为少阳病。少阳病之病机为血弱气尽，邪气因入，阳微结，本案脉细减，符合血弱气尽之机；脉沉弦数，符合阳微结之机，脉沉弦数减为小柴胡汤证的典型脉象。

肝气郁结，屈而不伸，则心情压抑。气郁化热，热扰心神而心烦、自言自语；郁热上攻咽喉，则咽干。血弱气尽，心神失养而悲伤欲哭、失眠。《灵枢·本神》载："所以任物者谓之心，心有所忆谓之意，意之所存谓之志，因志而存变谓之思，因思而远慕谓之虑，因虑而处物谓之智。"此论述概括了与学习记忆相关的一系列精神思维活动，情志不舒、思虑过度就可损伤心脾，而致健忘。《素问·生气通天论》云："阳气者，精则养神，柔则养筋。"今气虚，清阳不升，神失所养则上午困倦。月经之前为肝郁疏泄失常，郁热迫血妄行所致。

方中小柴胡汤和解少阳，通利三焦；生龙骨，生牡蛎重镇安神；白芍、当归柔肝；甘麦大枣汤益心气、安心神、疏肝郁。诸药合用，肝郁得伸，气虚行补，郁热得透，神志得安则诸症自消。

# 第七章 厥阴病病案研究

## 一、厥阴病辨治特点

### （一）欲识厥阴病，寒温合看明

李士懋教授认为："厥阴病主要包括《伤寒论》厥阴病和《温病条辨》下焦篇两部分。二者皆主要论及了厥阴肝的病变。伤寒重在肝阳；温病重在肝阴。二者相辅相成，浑然一体，缺一不可。"下面从这两部分予以解读。

### （二）伤寒厥阴病，首当重肝阳

《伤寒论》成书至今已一千九百多年，以其深邃的哲理，丰富的内涵，激励着一代又一代人去整理、挖掘。如今读经典，跟名师，做临床亦已成为专家共识。众多学子纷纷加入其中，成为祖国医学的中坚力量。三阴病中太阴病属于脾脏虚寒，治宜理中汤温脾阳以祛寒；少阴病属心肾阳虚，治宜四逆汤温补心肾阳气以祛寒，二者均较清晰。惟厥阴病的面目始终模糊不清，莫衷一是，以至有"厥阴病竟为千古疑案"之叹。

从 20 世纪 70 年代末开始，众多医家对厥阴病的实质进行了艰苦卓绝地探索。其中争论的焦点围绕厥阴病提纲、厥阴病实质以及厥阴病主症等进行。可谓百家争鸣，百花齐放。这一时期的讨论，对大家认识厥阴病启发良多。有谓厥阴病属寒，属热，也有谓厥阴病属寒热错杂者。然主寒者不能释热厥，于是将热厥排除在厥阴之外；主热者不能释寒厥，于是将寒厥诸证视为仲景为鉴别厥阴病而设；寒热错杂说，又不能与少阴、太阴划界。近又有学者在文献考证的基础上，提出错简说，认为厥阴病篇原本为两篇，应予拆分。

李士懋教授研习《伤寒论》多年，仅读书笔记摞起来就有一米多高。在博览群书的基础上，复经50多年临证体验，认为厥阴病的实质，是肝阳虚导致的寒热错杂证。厥阴病之主方是乌梅丸。肝中之阳，乃春生少阳之气，始萌未盛，故易受戕伐而肝阳馁弱，形成脏寒。然肝又内寄相火，相火郁而化热，于是形成寒热错杂证。因此欲识厥阴病，我们当重视肝阳的作用。下面首先让我们了解一下历代医家对肝阳生理病理的认识。

1.《内经》对肝阳虚的论述

《素问·上古天真论》："丈夫七八肝气衰，筋不能动，八八天癸竭，精少，肾脏衰，形体皆极。"《方盛衰论》："肝气虚则梦见菌香生草，得其时则梦伏树下不敢起。"《本神篇》："肝气虚则恐，实则怒。"《经脉篇》："肝足厥阴之脉……是主肝所生病者，胸满呕逆飧泄，狐疝遗溺闭癃。为此诸病，盛则写之，虚则补之。"以上这些经文，分别论述了肝阳的生理病理。肝气对人的情志活动、生殖、消化、运动等功能均有重要影响。后世医家只重肝实不重肝虚，只重肝阴血虚，不重肝阳虚，忽视了事物的另一个方面，实属偏见，也不符合内经的本意。

2.唐宋时期对肝阳的论述

唐·孙思邈《千金方》云："左手上关脉阴虚，足厥阴肝经也。病苦胁下坚寒热，腹满不欲饮食，腹胀恨恨不乐，妇人月经不利，腰腹痛，名曰肝虚寒也。"宋《太平圣惠方》曰："寒则苦胁下坚胀，寒热，腹满不欲饮食，恨恨情乐，如人将捕之，视物不明，眼生黑花，口苦，头痛，关节不利、筋脉挛缩，爪甲干枯，喜悲恐，不得太息，诊其脉滑细者，此是肝虚之候。"对肝阳虚证的症状，论述不可谓不详。

### 3. 金·张元素对肝阳虚的论述

张元素曰："肝中寒，则两臂不举，舌燥，多太息，胸中痛，不能转则，其脉左关上迟而涩者是也……肝虚冷，则胁下坚痛，目盲臂痛，发寒热如疟状，不欲食，妇人则月水不来，气急，其脉左关上沉而弱是也。"又曰："肝虚，以陈皮、生姜之类补之。"指出了肝阳虚的脉为左关上沉而弱，并且具体的提出了肝阳虚的治法。

### 4. 明清时期对肝阳的认识

明张景岳在《求正录·真阴论》中记述到肝阳虚证时说："或拘挛痛痹者，以本脏之阳虚，不能营筋也。"唐容川《血证论》曰："食气入胃，全肝木之气以疏泄之，而水谷乃化。"提出了肝气对消化功能影响的认识。王旭高《西溪书屋夜话录》为肝病论治的专著，书中对肝病的生理病理论述周详。其中明确提出了补肝气用天麻、白术、菊花、生姜、细辛、杜仲、羊肝；补肝阳用肉桂、蜀椒、肉苁蓉等。张锡纯《医学衷中参西录》中载有一案："邑六间房庄王氏女，年二十余，心中寒凉，饮食减少，延医服药，年余无效，且益羸瘦。后愚诊视，其左脉微弱不起，断为肝虚证……遂用生黄芪八钱、柴胡、川芎各一钱，干姜三钱，数剂而愈。"并进一步指出："愚自临证以来，凡遇肝气虚弱不能条达，用一切补肝之药皆不效，重用黄芪为主，而少佐以理气之品，服之复杯即见效验，彼谓肝虚无补法者，原非见道之言。"

### 5. 近现代医家的认识

秦伯未在《谦斋医学讲稿》中云："病则气逆阳亢，即一般所谓肝气、肝阳。或表现为懈怠忧郁、胆怯、头痛、麻木、四肢不温等，便是肝气虚和肝阳虚的证候。"又说："在肝虚证上，只重视血虚而不考虑气虚，显然是不全面的。"《蒲辅周医疗经验》一书中写道："五脏皆有阴虚阳虚之别……肝阳虚则筋无力，恶风、善惊惕、囊冷、阴湿、饥不欲食，肝阳虚则眩晕、目督、易怒耳鸣。"并谓："肝炎阳虚者，亦可用附子汤。"此论对后世医家肝阳的认识无疑均有很好地启发和借鉴意义。朱良春在《朱良春用药经验集》中说："肝为刚脏，内寄相火，肝阴肝血为本，肝阳肝气为用，肝阴肝血虽多不足之证，肝阳，肝气亦有用怯之时。其证疲惫乏力，悒悒不乐，巅顶冷痛，胁肋、少腹隐痛，阴器冷感，脉弦缓……肝阳虚可用附子合桂枝、黄芪。"

由此可见，历代医家对肝阳虚不乏论述。只是近代以来受钱仲阳"肝为相火，有泻无补"；朱丹溪"肝常有余"之论的影响，对肝阳的认识重视不够。

6.李士懋教授对肝阳的认识

（1）肝阳的概念

肝阳，乃相对于肝阴而言，是人体阳气在肝脏内的存在。是肝主升发、疏泄、温煦、藏魂、藏血等功能的动力。对于气血的调畅，情志的表达，乃至人体的生长发育方面起着非常重要的作用。"阴在内，阳之守也，阳在外，阴之使也"，肝阴和肝阳也同样存在相互联系，相互制约的关系，共同维护着人体的平衡。然而由于多方面的原因，其论肝阳多认为"肝为相火，有泄无补"；"肝常有余"，以致对肝阳不足之证极少论及，甚至几近湮灭。

（2）肝阳的生理意义

肝藏血，以气为用。血为阴，气为阳，故曰肝体阴而用阳。肝阳即肝用。具体地说即其升发、疏泄、藏魂、藏血等作用。若肝阳虚，自然引起诸脏腑功能的减退。下面分述其功用：

①人体的生长壮老已整个生命过程，皆有赖于肝之春生少阳之气的升发疏泄。

《素问·四气调神大论》云："春三月，此谓发陈，天地俱生，万物以荣……此春气之应，养生之道也。逆之则伤肝，夏为寒变，奉长者少。"周学海认为"阳气生发于肝"，而"脏腑十二经之气化，皆必籍肝胆之气以鼓舞之"。肝应春，肝之阳气犹自然界，只有春之阳气生发，才有夏长、秋收、冬藏。天无此阳，则生机萧条。人无此阳，生命过程必将停止、终结。

②调畅全身气机

《素问·六微旨大论篇第六十八》"出入废，则神机化灭；升降息，则气立孤危。故非出入，则无以生、长、壮、老、已；非升降，则无以生、长、化、收、藏。故器者，生化之宇，器散则分之，生化息矣。故无不出入，无不升降"。故周身气机的调畅，皆有赖于肝的升发、疏泄。肝之疏泄功能正常，则一身气机调畅，诸脏冲和，百疾不起，反之则诸病丛生。故有百病皆生郁之说。肝阳虚，必然疏泄不及气机郁结，此类气郁乃因虚致郁，治疗上若仅以疏肝解郁，则犯虚虚实实之戒。明·张景岳《景岳全书·论情志三郁证治》时提到："凡此之辈，皆阳消之证也，尚何时邪？使不知培养真元而再加解散，其与鹭鸶脚上割股者何异？"

③调畅情志

中医学认为人的精神情志活动除由心所主宰之外，与肝也有密切的关系。只有肝气调畅，人体才能气血冲和，心情才能舒畅。反之肝失疏泄，气机郁滞，就可引起情绪的异常。当然气机郁滞，非仅情志不舒引起的肝郁气滞证。当肝阳虚时，肝失其升发、舒达之性，同样也可导致肝郁。这种肝郁乃因虚而致。如《太平圣惠方》云："肝虚则生寒，寒则苦胁下坚胀……悒悒情不乐，如人将捕之。"即是此义。

④木能疏土，促进脾胃的运化功能，促进胆汁的生成与排泄

肝主疏泄，脾主运化。肝胆脾关系密切。脾主运化，有赖肝的疏泄，脾之升清又离不开肝的升发。故肝阳不足，疏泄升发不及，亦可致脾失健运，即"木不疏土"。诚如唐容川《血证论》中所言："食气入胃，全赖肝木之气以疏泄之，而水谷乃化，设肝不能疏泄水谷，渗泻中满之证，在所不免。"

⑤肝藏血，血的运行，津液的代谢，精的排泄，月经的来潮以及浊物的排泄等均离不开肝

肝主疏泄。疏泄，即疏通排泄之义。肝的疏泄作用主要表现在血的运行、水谷精微的代谢、精的排泄、月经的来潮、浊物的排泄等多个方面。肝藏血，肝具有藏血和调节血液运行的作用。如《血证论》云："肝之藏血焉，至其所以能藏之故，则以肝属木，木气冲和条达，不致遏郁，则血脉流畅。"水谷精微的代谢。肝主调畅一身之气机，还有调畅三焦，疏通水道的作用。若肝失疏泄，则气机郁滞，瘀血内阻，经脉不利，常可致水液代谢失常而引起水肿等病症。精的排泄及月经的来潮。肾者，封藏之本；司疏泄者，肝也。肝肾藏泄互用，才能维持正常精的排泄和月经的来潮。

⑥肝为罢极之本

《素问·生气通天论》："天运当以日光明……阳气者，精则养神，柔则养筋。"阳气旺，人则行动矫健，思维敏捷；阳气衰，则懈怠、迟钝、精力不济，阳运周天，必春生少阳之气升发，方能生机勃发。肝阳馁弱，必将生机萧索，故肝为罢极之本。

⑦肝、胆相表里，肝主筋，其华在爪，开窍于目，在液为泪

胆附于肝，经脉相互络属。胆汁乃肝之余气所生。因此肝胆在生理、病理上联系密切。肝病可影响及胆，胆病也可及肝。"肝主身之筋膜"，然肝之所以能主筋膜，大多数医家解释为筋膜有赖于血的滋养，殊不知"气主煦之""血主濡之"，筋膜之所以能维持正常运动二者缺一不可。若肝阳不足，筋膜失其温养，同样可出现筋脉拘挛、屈伸不利、肢体麻木等症，非仅肝血不足之一种。"爪为筋之余"，所以肝病亦可影响爪甲枯荣。《素问·五脏生成篇》说："肝之合筋也，其荣爪也。"五脏六腑之精气，皆上注于目，因此目与五脏六腑都有内在联系，但主要的是肝。《灵枢·脉皮篇》说："肝气通于目，肝和则目能辨五色矣。"

⑧肝经循行路线及其络属器官的病变，均提示病位在肝

经云："肝足厥阴之脉，起于大趾丛毛之际，上循足跗上廉，去内踝一寸，上踝八寸，交出太阴之后，上腘内廉，循阴股，入毛中，过阴器，抵少腹，挟胃，属肝，络胆，上贯膈，布胁肋，循喉咙之后，上交颃颡，连目系，上出额，与督脉会于巅。其支者，从目系，下颊里，环唇内。其支者，复从肝，别贯膈，上注肺。"因此肝经病变常常出现阴器、小腹、肝、胆、胃、胁肋、喉咙、巅顶等处不适的症状，也常常提示我们其为肝经病变所致。

⑨奇经八脉皆附隶肝肾，故奇经病多与肝相关

奇经八脉是经络学说的重要组成部分。奇经八脉是督脉、任脉、带脉、冲脉、阴维脉、阳维脉、阴跷脉、阳跷脉的总称。由于他们与脏腑没有相互"络属关系"，相互间也没有表里、阴阳，与十二正经不同，所以称为"奇经"，奇经八脉的功能是有调节十二正经气血的作用。当十二经气血满溢，则蓄藏于奇经，不足时，则可由奇经给予补充。奇经八脉与肝、肾、女子胞、脑髓等奇恒之府联系密切，故有"八脉隶肝肾"之说。肝藏血、肾藏精，奇经八脉中居统帅地位的冲、任、督三脉皆起于"胞中"等下焦重要部位，因此八脉与肝肾生理上联系紧密，病理上亦常相互影响。例如下焦肝肾阳虚，阴寒内盛，就会导致冲脉为病，逆气里急的病变。临床上可发如奔豚，气从小腹向上攻冲，攻至腹则腹胀疼，攻至胸则胸中窒塞疼痛欲死，攻至头，则可出现昏厥等病症。再者肝主藏血，主疏泄。肝阳充足，则疏泄有序，冲任之气血旺盛，血海得以满溢，下行而为月经。如肝阳虚，则疏泄失衡，往往损及冲任二脉，进而影响血海的盈亏安宁，或为崩漏，或为停经，不一而足。

7. 李士懋教授对伤寒厥阴篇的认识

（1）脏厥与蛔厥的关系

这两个病名，见于《伤寒论》338条。传统观点认为，脏厥与蛔厥是病机不同的两个并立的病名。脏厥是独阴无阳的脏寒证，而蛔厥是寒热错

杂证。李士懋教授认为脏厥与蛔厥，虽病名不同，但病机一致。脏厥是独阴无阳，本质属脏寒无疑；蛔厥，仲景亦明言"此为脏寒"。二者皆为脏寒，可见其病机没有本质的区别。脏厥说的是病名，脏寒乃言其病机。脏厥与蛔厥的不同点在于是否吐蛔。在脏寒的基础之上，有吐蛔的，叫蛔厥；无吐蛔的，叫脏厥。

（2）厥阴病本质

俗皆谓厥阴篇驳杂混乱，李士懋教授认为实则是对厥阴病的认识不足。厥阴病的本质是肝阳虚的基础上而形成的寒热错杂。肝中之阳，乃小阳、弱阳，始萌而未盛，极易受戕伐而肝阳馁弱。肝又为刚脏，内寄相火，心包亦有相火。相火者，辅君火以行事，随君火敷布于全身。当肝阳馁弱肝失升发、舒达之性，则肝气郁。当然，这种肝郁，是因阳气虚而郁，不同于由于情志不遂而引起肝气郁结症，此为实，彼为虚。既然阳气虚而肝郁，自然肝中相火亦郁而不能游行分布于全身，相火郁则化热。这就是在阳气虚馁的情况下形成的寒热错杂证的机理。此虚是真虚，此热亦实热。所以用乌梅丸中五味热药温肝阳，人参益肝气，乌梅、当归补肝体；连柏清其郁伏之热。

《伤寒论》326 条曰："厥阴之为病，消渴，气上撞心，心中疼热，饥而不欲食，食则吐蛔，下之利不止。"此即厥阴病提纲证。李士懋教授认为："消渴，气上撞心，心中疼热之症皆为相火内郁上攻所致。饥而不欲食，食则吐蛔，下之利不止，此为肝阳虚脏寒之征。此提纲证即为寒热错杂证。"既为寒热错杂，则其发展必然有寒化和热化两条路径，所以厥阴篇通篇皆是围绕寒热进退的变化而展开。如何判断其寒热进退，李士懋教授认为仲景提出了四个主要指标：

厥热之胜复：厥阴篇从 326 条至 381 条，共 56 条。326～329 条论厥阴提纲证及欲愈的脉、时、证。330～357 条以手足厥几日及热几日，判断寒热之进退、转化。若但厥不热，则为独阴绝阳之死证。若但热不厥，乃病从热化。其中，瓜蒂散、茯苓甘草汤、麻黄升麻汤等，乃厥阴篇肢厥之鉴别条文。

下利：358～375条以下利为指征，判断厥阴病之寒热胜复。热化者便脓血，主以白头翁汤；热入阳明下利谵语者，大承气汤；寒化者，阳虚下利清谷，主以通脉四逆汤。

呕哕：376～381条以呕哕判断寒热之进退。359条为寒热错杂之呕，主以干姜黄芩黄连人参汤；寒化而呕者以四逆汤、吴茱萸汤；阳复而脏病移腑者，小柴胡汤主之。

以脉之阳明，判断寒热之进退，散见于全篇。其他如咽痛、饮食、烦躁、汗出等，亦皆用以判断寒热之进退。

由此可见，厥阴病的实质是在肝阳虚的基础上，形成的寒热错杂证。既然寒热错杂，就会有寒化热化两途。全篇皆围绕此展开。寒热错杂者，有寒热多少之别，故有乌梅丸、麻黄升麻汤、干姜黄芩黄连人参汤等证；寒化者，有轻重的不同，方有当归四逆汤、吴茱萸汤、四逆汤等；热化有白虎汤、承气汤、白头翁汤、栀子豉汤等。本章重点介绍李士懋教授应用乌梅丸、吴茱萸汤的临床经验。不妥之处，敬请指正。

## 二、厥阴病的治疗

### 1. 乌梅丸的应用

（1）乌梅丸药解

【乌梅】

《神农本草经》记述：气味酸温平涩无毒。主治下气，除热烦满，安心，止肢体痛，偏枯不仁，死肌，去青黑痣，蚀恶肉。

张隐庵说："主下气者，得春生肝木之味，生气上升，则逆气下降矣。""乌梅，味酸，得东方之木味，放花于冬，成熟于夏，是禀冬令之水精而得春生之上达也。后人不体经义，不穷物理，但以乌梅为酸敛酸敛收涩之药，而春生上达之义未讲也。"

朱良春："梅占春先，得生发之气最早，味虽至酸，然与兜涩之品不可同日而语。"

《本草纲目》记述：梅，花开于冬而实熟于夏，得木之全气，故其味最酸。

【附子】

《本草便读》记述：附子甘辛大温，有毒……入脾肾，助元阳，逐寒湿，其性刚猛，为剽悍之将。同表药则发散，同补药则温补。

《本草求真》记述：附子味辛大热，纯阳有毒，其性走而不守。通行十二经，无所不至。为补先天命门真火第一要剂，凡一切沉寒痼冷之症，用此无不奏效。

《朱良春用药经验集》记述：附子之功，在于温五脏之阳……附子亦温肺阳及肝阳，中医术语中习惯上称肺阳虚、肝阳虚，实际上肺气虚而有寒象者即为肺阳虚；肝为刚脏，内寄相火，肝阴肝血为本，肝阳肝气为用，肝阴肝血虽多不足之证，肝阳，肝气亦有怯之时。其证疲惫乏力，悒悒不乐，巅顶冷痛，胁肋、少腹隐痛，阴器冷感，脉弦缓。肺阳虚可用附子合干姜、炙甘草；肝阳虚可用附子合桂枝、黄芪。

【细辛】

《本草纲目》元素曰：细辛气温、味大辛，气厚于味，阳也，升也，入足厥阴、少阴血分。

《本草乘雅半偈》记述：轻清柔劲，端直修长，当入少阳，宣达甲胆之用，自下而上，以行春令者也……总属肝用之过与不及，而独偏向不及者欤。

【川椒】

《神农本草经》记述：主邪气咳逆，温中……下气。

《本草纲目》记述：椒，纯阳之物，乃手足太阴，右肾命门气分之药。

其味辛而麻，其气温以热。

《本草经疏》记述：椒禀纯阳之气，乃除寒湿，散风邪，温脾胃，暖命门之圣药。

【干姜】

《长沙药解》记述：调肝畅脾，暖血温经。凡女子经行腹痛，陷漏紫黑，失妊伤胎，久不产育者，皆缘肝脾之阳虚，血海之寒凝也，悉宜干姜，补温气而暖血海。

《神农本草经》：气味辛温，无毒。主治胸满咳逆上气，温中……肠澼下痢。时珍曰：干姜，能引血药入血分，气药入气分。

【肉桂】

《神农本草经》记述：气味辛温，无毒，主上气咳逆，结气，喉痹，吐吸，利关节。补中益气。

《本草汇言》记述：肉桂，去阴寒，止腹痛，通经脉，化冷痰，散奔豚，定寒疝、固泄、敛虚汗，暖腰膝，安蛔逆，治沉寒痼冷之药也。

《长沙药解》记述：入肝家而行血分，走经络而达营郁，善解风邪，最调木气……入肝胆而散遏抑……能止奔豚，更安惊悸。

《医学衷中参西录》记述：肉桂味辛而甘，气香而窜，性大热纯阳，为其为树身近下之皮。故性能下达，暖丹田，壮元阳，补相火。

【当归】

《景岳全书·本草正》记述：气轻味重，可升可降，阴中有阳。其味甘而重，故专能补血，其气轻而辛，故又能行血。补中有动，行中有补，诚血中之气药，亦血中之圣药也。

【黄连】

《本草正义》记述：黄连大苦大寒，苦燥湿，寒胜热，能泄降一切有余之湿火，而心脾肝肾之热，胆胃大小肠之火，无不治之。

【黄柏】

《医学入门》记述：丹溪渭肾家无火而两尺脉微，或左尺独旺者，皆不宜用，惟而尺脉俱旺者最宜。

《本草汇言》记述：凡阴火攻冲，骨蒸郁热，小腹急疾，用此能抑阴中之火。

（2）乌梅丸的方义：

皆以乌梅丸仅治蛔厥，所以在解释乌梅丸方义时，皆奔蛔虫而来，曰蛔"得酸而安，得辛则伏，得苦而下"。此解失去了乌梅丸的真谛。厥阴篇的本质是肝阳虚而形成的寒热错杂证，治疗亦应在温肝的基础上调其寒热，寒热并用，燮理阴阳。所以乌梅丸中以附子、干姜、川椒、桂枝、细辛五味热药温阳，益肝之用；人参益肝气，乌梅、当归补肝之体；连柏泄其相火内郁之热，遂形成在补肝为主的基础上，寒热并调之方。

乌梅丸实由数方组成。蜀椒、干姜、人参乃大建中汤之主药，大建中脏之阳；附子、干姜，乃四逆汤之主药，功能回阳救逆；肝肾乃相生关系，子寒未有母不寒者，故方含四逆汤，亦虚则补其母；当归、桂枝、细辛，含当归四逆汤主药，因肝阳虚，阳运痹阻而肢厥，以当归四逆汤通阳；黄芩、黄连、人参、干姜、附子，寓泄心之意，调其寒热复中州斡旋之功、升降之职。乌梅丸集数方之功于一身，具多种功效，共襄扶阳调寒热，使阴阳臻于和平，故应用广泛。若囿于驱蛔、治利，乃小试其用耳。

（3）乌梅丸的应用指征

①脉弦按之减，此即肝馁弱之脉。弦脉亦可兼濡、缓、滑、数、细等，只要弦而按之无力，统为肝之阳气馁弱之脉。

②症见由肝阳虚所引发的症状，只要有一二症即可。

两条具备，即可用乌梅丸加减治之。

**【病例49】腹痛（慢性胰腺炎、溃疡性结肠炎）**

李某，男，49岁，邢台人。

2013 年 9 月 23 日初诊：小腹胀疼 5 个月，腹凉喜暖，嗳气食少，便溏有沫，日 1～2 次，左腰胁疼，疲乏无力，畏寒寐差，体重下降。2013 年 7 月腹部 CT 示：慢性胰腺炎。2013 年 8 月肠镜示：溃疡性结肠炎。脉弦减，舌暗红，苔白腻厚。

证属：肝阳虚，厥气犯胃。

法宜：温补肝阳，降逆和胃。

方宗：乌梅丸。

乌梅 12g，细辛 6g，党参 12g，黄柏 6g，干姜 8g，当归 12 g，肉桂 7g，川椒 8g，炮附子 12g（先煎），黄连 12g，吴茱萸 3g。

14 剂，水煎服，每日一剂。

2013 年 10 月 12 日二诊：上方共服 14 剂。药后大便成形，但仍黏腻不爽，紧张则便意消失，夜尿 2～3 次。余症均减十之二三。上方去黄柏加白术 12g、伏苓 15g、生黄芪 15g。

2013 年 11 月 22 日三诊：上方加减共服 28 剂，症状续减。入寐仍慢，加枣仁 30g。

按：腹凉喜暖、嗳气食少、便溏乏力、畏寒怕冷，根据这些临床表现，我们很容易判断为脾阳虚，而概以理中类方加以治疗。然李士懋教授却诊为肝阳虚，其理何在？

李士懋教授曾说：五脏中脾、肾阳虚之证大家多熟识，而肝阳虚却不被大多数医家承认，甚至常常有人将肝阳虚的症状强加给脾、肾阳虚。那么三者之间有何区别，有何联系呢？我们可以从其临床特征和治疗用药的不同来加以甄别。

肝阳虚证是由于肝之阳气不足，生发、疏泄、温煦功能不足而引起的一系列临床症状。肝为阴尽阳生之脏，阳气始萌而未盛，易受外邪戕伐而损其始萌之阳，因而形成肝阳虚证。肝阳不足，则失其舒启、条达之性。肝之疏泄与人的情志、消化、气血津液的运行、女子月经胎产等皆联系密切。若肝阳馁弱，上述各个方面均可出现病变。精神可见萎靡不振，易惊善虑，头痛头晕，甚至昏厥等症。木不疏土而可见脘腹胀疼，吐利呕恶，食少泛酸等消化系统症状。气血不畅既可见经脉循行所过部位的症状，如少腹胀疼，筋挛囊缩，胁肋隐疼，胸闷、头顶痛等，女子尚可见月经不调、崩漏、出血等症。肝主筋，故肝阳虚，可见筋失温煦而拘挛之症，如转筋。肝为罢极之本，故常可见懈怠无力等症状。总之厥阴肝病临床表现非常广泛。凡西医诊断的冠心病、糖尿病、肝病、消化系统病、更年期综合征、内分泌失调、抑郁症等，凡符合肝阳虚表现者，皆可依此论治。

脾阳虚是指脾阳亏虚，失于运化。以腹部冷痛，喜温喜按，下利便溏、食少纳呆与阳虚症状为主要表现的证。脾阳虚的病位是大腹，因此其症状表现多为腹部冷痛，喜暖喜按，纳呆食少，食谷不化等症。肝阳虚证中因木不疏土也可出现腹部一些症状，且脾为后天之本，气血生化之源，土虚日久亦可影响及肝。故而临床上常可见肝阳、脾阳虚证共见。二者之间，虽有症状的交织，但尚有许多不同的症状。所以在临床中，应仔细区分。张锡纯氏曾载一案，可供借鉴。张氏曰："曾治有饮食不能消化，服健脾暖胃之药百剂不效，诊其左关太弱，知系肝阳不振，投以黄芪一两，桂枝尖三钱，数剂而愈。"因此肝阳、脾阳不可不辨！

我们再看一看肾阳虚都有哪些表现呢？肾阳虚是指肾阳不足，温煦封藏失职，气化失司，以腰膝酸软，性欲下降，不孕不育，夜尿频多，耳鸣耳聋，下利完谷，浮肿与阳虚症状为主要表现的证。因肾为先天之本，一身阳气之根，藏精，主生殖，又主水液代谢，为封藏之本。故肾阳不足，多表现为以上功能的减退。李士懋教授认为：肾为人身阳气之根，其它脏腑的阳气，乃阳气的枝杈。肾阳已亡，根本已离，此为亡阳之证，当用四逆汤类方回阳。若肾阳未亡，仅某一脏腑的阳气衰，犹枝杈阳衰，根本未竭，未至亡阳。所以肝阳不足之寒与肾亡阳之寒是不同的，临床中应加以区分。

总之肝阳、脾阳、肾阳三者之间既有联系，又有区别。不同的脏腑功能决定了其临床表现的差异。在临床上我们不可因其症状相似而不加以区分，否则必然影响临床疗效。

最后我们再看看治疗肝阳虚和治疗脾阳虚、肾阳虚有何不同？不同的脏腑有其不同的生理、病理特征。肝阳虚的立法用药应与后二者有所不同。脾阳虚以温阳健脾为主，方选理中类。肾阳虚以温补肾阳为主，方选四逆类。而肝具有体阴而用阳的特性，且肝为刚脏，内寄相火。故常在肝阳虚的基础上，而形成寒热错杂证。主以乌梅丸治之。乌梅丸中以附子、干姜、川椒、桂枝、细辛五味热药以温阳、益肝之用，人参益肝气，乌梅、当归补肝之体，黄连、黄柏清其相火内郁之热，形成了在补肝的基础上，寒热并调之方。临证之中，常常见到，故应引起足够的重视。此案虽现一派脾阳虚之象，但仔细分析可知。脉弦，主肝，且患者小腹疼、腰胁疼，也提示与肝有关，且患者舌红、苔厚腻，应为寒热错杂之证。故以乌梅丸治之。

## 【病例50】发热

李某，女，48岁，石家庄人。

2013年9月20日初诊：烘热汗出半月余，汗后背冷。疲倦寐差，食少纳呆，胸闷气短，时太息，鼻塞5～6年，间断发作，恶风，头顶尤甚，大便不爽，小便可。2009年因子宫内膜异位作全切术。脉弦减，舌可。

证属：肝阳虚，疏泄失调。

法宜：温肝阳。

方宗：乌梅丸。

乌梅10g，黄柏9g，苍耳子12g，生黄芪12g，黄连9g，川椒6g，辛夷9g，桂枝12g，党参12g，细辛6g，当归12g，干姜6g。

7剂，水煎服，每日一剂。

2013 年 9 月 30 日二诊：服上药七剂后诸症均明显减轻，停药 2 天后症状稍有反复，咽痒，脉弦减，舌可。上方加桔梗 9g，炙甘草 8g，姜半夏 10g。

按：据患者发病年龄和临床症状来看，西医诊为更年期综合征并不难。那下一步应如何辨证治疗呢？

①有的人辨病论治，据更年期综合征拟一主方，随症再加减。

②有的人可能据其烘热汗出，诊为阴虚潮热，治以滋阴敛降之药。

③也有的人据其胸闷气短，时太息，诊为肝郁，予以疏肝解郁。

④还可能有的人根据疲倦、恶风、纳差、寐少诊为心脾两虚，予归脾汤治疗。可谓众说纷纭，莫衷一是。我辈又当何去何从？李士懋教授谆谆告诫我们："中医学术思想的混乱主要体现在如何辨证论治上。而如何纠正这一乱象？如何拨云雾而见晴天？"

根据李士懋教授的平脉辨证的理论，我们先看患者的脉象。脉弦且减。弦主肝，为阳中之阴脉；减为不足，主气虚、阳虚。总括其病机即为肝气虚、阳虚。据脉确定了病机，我们还要看能否用这一病机解释其所有的临床症状。肝主筋，为罢极之本，且藏魂。肝虚则筋失所养，魂不得藏，故疲倦乏力而寐差。木不疏土，故纳差，二便欠利。肝之经络，布两胁，过胸中，故可现胸闷、气短等症，气机得太息而暂通，故喜太息。阳虚而卫外不固，则恶风、鼻塞作矣。最后还有一症，即"烘热汗出"。此症当如何解释，李士懋教授认为："肝阳，乃春生少阳之气，此阳始萌未盛，故易受侵袭而肝阳馁弱，形成肝寒。然肝又内寄相火，相火内郁而化热，郁热亦可上攻，下迫。上攻即可见烘热汗出。此热为实热，而非虚热，故应用苦寒之品直折。"至此，上述患者的所有症状皆可用肝阳虚而解释，故可明确诊断为肝阳虚。法宜温肝阳，方选乌梅丸。方中桂枝、细辛、川椒、干姜、附子等皆辛温，可温散肝寒，黄连、黄柏清其内郁之热，当归、乌梅补肝之体，敛肝之真气，人参补肝气，此方寒热并用，恰合厥阴病的病机，故应为厥阴病肝阳虚之主方。传统观点认为乌梅丸只是驱蛔、治久利，则大大限制了此方的应用范围。

## 【病例51】头痛

贾某，男，46岁。

2013年10月14日初诊：头顶痛3年，伴咽堵，鼻干鼻痛，胃痛纳呆，烧心嗳气，酒后或食油腻后加重。腰腹胀痛，心烦寐差，脱肛、便血，肛门重坠，大便黏滞，小便痛痒。脉弦滑数减，舌嫩绛红，苔白。

证属：肝阳虚、郁火上攻下窜。

法宜：温肝阳，清相火。

方宗：乌梅丸。

乌梅12g，桂枝12g，当归12g，党参12g，干姜8g，吴茱萸8g，细辛7g，黄连10g，黄柏6g，川椒7g，炮附子12g（先煎）。

上方共加减服用21剂后，诸症基本痊愈，自动停药。

按：弦滑数乃阳盛之脉，但后面有一减字。所谓减者，乃脉力介于常脉与弱脉、微脉之间，虽虚未甚，师称之为减。此案脉弦滑数而减，此脉数乃正虚使然，愈数愈虚。数而减此乃虚象，因脉弦定位在肝，减为不足，故诊为肝虚。肝经上额交巅，故可头顶痛。木不疏土，可致胃痛纳呆，嗳气等症。然心烦寐差、咽堵鼻干、便血脱肛、大便黏滞、小便痛痒又当何解？李士懋教授认为：此乃相火内郁上攻下迫所致。既为肝阳虚，又何来相火？此正是问题关键。大家都知道肝为刚脏，将军之官，内寄相火。相火者，辅君火以行事，随君火游行于全身。当肝寒时，阳气馁弱，失其升发、舒启、条达之性，则肝气郁。肝气郁，则肝中相火也不能随君布达于周身亦郁，相火郁即化热。此热可上攻、下迫，亦可外泛肌肤。上攻可见头痛、头晕、咽干、鼻痛、心中疼热、消渴、饥而不欲食，下迫可见小便灼疼、肛热，外泛可见肢热。此热应为实热，故乌梅丸方中以连柏清之。本案脉弦滑数，按之减，乃阳虚阴盛之中兼有伏阳化热，此即乌梅丸寒热错杂的典型脉象。

### 【病例52】胁痛

高某，女，58岁。

2006年5月27日初诊：自2005年12月，因肾瘤尿血右肾摘除。术后出现右胁胀痛，脘腹胀冷，腰冷坠痛，精神萎靡，身体乏力，头昏目花，四肢凉，便溏肛门坠。脉阳缓尺弱，舌暗，面色晦暗。

证属：肝肾阳虚。

法宜：温补肝肾。

方宗：乌梅丸加益肾之品。

乌梅8g，炮附子18g（先煎），干姜7g，桂枝12g，川椒5g，细辛6g红参12g，当归12g，黄连9g，仙茅12g，淫羊藿10g，补骨脂9g，益智仁9g，炒杜仲15g。

2007年1月6日，上方曾加鹿茸粉、紫河车粉各1g，分别冲服，附子渐加至30g，间断服药近百剂，诸症渐消。脉转缓滑，尺脉起。

### 【病例53】搐搦

李某，男，35岁。

2003年1月11日初诊：手足抽搐麻木，记性著减，胸闷气短，左头顶痛，不欲食，时痛转筋。脉沉迟涩无力，舌尚可。

证属：肝阳虚馁，阳不升布。

法宜：温肝阳。

方宗：乌梅丸。

乌梅8g，炮附子18g（先煎），干姜6g，川椒5g，桂枝12g，细辛5g，吴茱萸6g，当归12g，党参12g，黄连9g，黄柏5g，川芎8g，生黄芪 12g。

2003 年 3 月 8 日二诊：上方共服 42 剂，诸症皆减。近日因焦急，右颊至右肩、手足皆抽搐麻木。上方加蜈蚣 10 条，全蝎 10 只，天麻 15g，僵蚕 15g，黄芪 30g。

2003 年 3 月 22 日三诊：上方服 14 剂，抽搐、健忘皆已除，脉转弦缓。上方 10 剂，以固疗效。

按：此两案均非弦减脉，但何以均诊为肝阳虚？我们试做分析：高某脉阳缓尺弱。缓分虚实，实者脉滑而大为热盛之脉，如《伤寒论》278 条："伤寒脉浮而缓，手足自温者，系在太阴……以脾家实。"热盛脉纵，故可见缓脉。景岳亦云："缓而滑大者多实热。"此案脉缓非实热乃气虚阳虚之象，故当缓而无力。气虚，鼓搏无力的脉可徐而缓。尺以候肾，尺弱当为元阴、元阳不足之象。肾为先天之本，元阴元阳之根。源竭则流缓，综而括之，此脉为肾阳虚之象。肝肾同源，为母子之脏。肾阳虚，则肝阳亦虚。

我们再看患者的症状：阳气者，精则养神，柔则养筋。阳虚则神失养，筋失柔，故而精神萎靡、懈怠无力、头昏目花。肝胆属木，为春生之气，人的整个生命过程都有赖于肝的少阳春生之气的升发疏泄，譬犹自然界，只有春之阳气升发，才有夏长、秋收和冬藏。无此阳，则生机萧索。肝阳不足，必然导致肝升不及。故见肛门下坠，腰冷坠痛等症。总之此人一派生机萧索之象，皆由肝肾阳虚所致。

李某脉沉迟涩无力，显系虚象，但虚在何处？当据症而断，肢搐、肢麻，小腿转筋，此皆筋之病。肝为筋之总司，头顶痛、胸闷、气短亦提示病位在肝。如此则诸症皆可用肝阳虚来解释，故亦用乌梅丸。由此两案可见，李士懋教授重脉，但不泥于脉，重在由脉达理，由理而达机，四诊合参，据以断病性、病位、病势和病的程度。李士懋教授简称"四定"。高某肾阳亦虚，较肝阳虚又深一层，故须加仙茅、淫羊藿、补骨脂等温肾益精之品；李案加用黄芪，盖阳虚乃气虚之进一步发展，故亦可加之，蜈蚣、全蝎为李士懋教授常用的一组药对，用于抽搐、麻木、疼痛等疑难病的治疗中，常获显效，此又不可不知。

## 【病例54】腹泻

李某，女，53岁。

2012年12月27日初诊：夜间腹泻5年来诊。5年来每至夜间醒即腹泻，多在晚上一至三点发作性腹泻，严重影响睡眠质量，数年来备受病痛折磨。腹泻重时为水样便，食后胃脘及两肋胀满，食欲欠佳，腹部隐痛，腹部自觉如有一冰坨，喜热饮。时头晕心悸，阵汗出（不觉冷也不觉热，自觉心中一哆嗦即出汗），望其面色萎黄。为防止腹泻折磨，有时竟不敢吃晚饭。曾在省某院做胃肠镜检查，未发现明显异常。诊其右脉沉弱，左脉关弦而无力，舌稍暗。

证属：肝阳虚馁，脾气失升。

法宜：温肝阳，助脾升。

方宗：乌梅丸。

乌梅15g，细辛6g，肉桂8g，黄连9g，黄柏8g，当归10g，党参12g，川椒7g，干姜8g，炮附子12g（先煎），黄芪15g，柴胡9g。

5剂，水煎服，每日一剂。

2013年1月2日二诊：夜间已不腹泻。只晨起腹泻一次，已不影响睡眠，患者心中甚是欢喜。

按：腹泻患者平时并不少见，然夜间定时腹泻且严重影响休息者，余所见不多。此案一派寒象，诊为寒证并不难。从伤寒六经来辨，属三阴无疑。三阴之中，确属何经？从腹泻来看，三经均可见利。太阴少阴联系密切，且伤寒亦有明言"自利不渴者，属太阴，以其脏有寒故也。当温之，宜服四逆辈"。四逆汤为少阴主方，且后世有补火生土之法，故太阴少阴治疗均可用四逆类方。本案从夜间腹泻及腹部如有一冰坨而喜热饮、脉沉弱来考虑，应属少阴病无疑，可用四逆类方治疗。细思之，脉独左关弦而无力，弦主肝之病。且腹泻出现于夜间一至三点，应为肝经主时，提示与肝有关。于是联想到乌梅丸治肝阳不足的诸症，遂与乌梅丸原方试服。五剂后患者来诊，面露喜色。夜间已不腹泻，只在清晨六时腹泻一次，且较前质稠。多年顽疾，终获痊愈。

**【病例 55】腰痛**

刘某，女，61 岁。

2014 年 4 月 28 日初诊：腰酸无力 2 年，阵阵发热而面红，咽疼，时太息，全身无力，怕冷，腹胀，大便不成形。

证属：肝阳不足。

法宜：温补肝阳。

方宗：乌梅丸。

乌梅 15g，川椒 7g，细辛 6g，党参 12g，黄连 9g，巴戟天 12g，炒杜仲 15g，干姜 7g，炮附子 12g（先煎），肉桂 6g，当归 12g，生黄芪 12g，肉苁蓉 12g，川断 18g。

7 剂，水煎服，每日一剂。

2014 年 5 月 5 日二诊：颧已不红，腹胀减，它症同前。上方改炮附子 20g，生黄芪 20g。

2014 年 5 月 10 日三诊：服上方 5 剂，便已成形，诸症均减，腰仍乏力。5 月 5 日方加鹿角霜 15g，狗脊 30g，菟丝子 18g。

2. 吴茱萸汤的应用

吴茱萸汤在《伤寒论》中共三处，分别见于"阳明篇"治疗"食谷欲呕"（243 条）；"少阴病篇"治疗"吐利，手足厥冷，烦躁欲死"（309 条）；"厥阴病篇"治疗"干呕，吐涎沫，头痛"（378 条），历代许多医家对吴茱萸汤证认识不一。如很多医家认为吴茱萸汤统治阳明、少阴、厥阴三经病证。那么吴茱萸汤是否一方三证呢？李士懋教授认为：根据中医方证对应的原则，三者病机不同，病位不同，主治方却相同，很显然不符合中医一方一证的大原则。那么吴茱萸汤证的病机是什么呢？李士懋教授认为当是肝阳虚而阴盛之证。

（1）阳明病吴茱萸汤证

食谷欲呕，属阳明也。吴茱萸汤主之。得汤反剧者，属上焦也。（243）

大多数医家认为阳明病篇中，吴茱萸汤主要用于阳明中寒证。食谷欲呕的病机是胃阳虚弱，寒饮内停，或中焦阳虚，浊阴上逆所致，故用吴茱萸汤温胃散寒，降逆止呃。李士懋教授认为：如果为阳虚的呕吐，为何不用理中之类温之，半夏、丁香类降之，却用温肝散寒的吴茱萸汤，可见其病机并不仅是中焦虚寒，乃肝寒犯胃所致。有人可能会说，既然吴茱萸汤非阳明之方，为何将其列入阳明篇呢？此乃为鉴别条文。因呕属阳明，只有胃气上逆方能致呕，故列入阳明篇。243条呕证似阳明为病而列入阳明篇，然究其实质却非单纯胃之病，乃肝胃同病所致。如沈明宗《伤寒六经辨证治法》曰："食谷欲呕，虽属阳明，恐夹肝经逆胃所致。"周扬俊亦认为本证是土虚则木必乘之。此皆要言不烦，切中病机之语，肝木与脾土关系密切，肝寒内盛，必横犯脾胃，侵脾则利，犯胃则呕。

（2）厥阴病吴茱萸汤证

干呕、吐涎沫、头痛者，吴茱萸汤主之。（378）

关于此条，各家看法基本一致。其病机为肝寒犯胃，浊阴上逆的证治。厥阴肝寒犯胃，胃气上逆则干呕。寒则津凝成饮，故口犯清涎。厥阴肝之脉连目系，上出额，与督脉会于巅顶，所以当肝胃两寒，浊阴循肝经而上攻，则可见巅顶疼痛，甚至痛连目系。治宜用吴茱萸汤温肝、暖胃、降浊。

（3）少阴病吴茱萸汤证

少阴病，吐利，手足厥冷，烦躁欲死者，吴茱萸汤主之。（309）

关于此条，各家持论不一，归纳起来，主要有以下几种观点：

①少阴病类似证

此种观点认为此条文不属于少阴病，列为少阴病篇意在鉴别之义。如《伤寒论必读释义》中认为可以将此条文作为少阴病的类似证来看待。此条与296条"少阴病，吐利躁烦，回逆者死"症状相似。但296条认为不治，是死证，此条却给出方药。李士懋教授认为其原因是二者虽然症状相似，但其病机不一；一为少阴阳衰，一为厥阴寒逆。我们试作鉴别：少阴烦躁为阳衰，以躁为主，是不自主的乱动。姜建国认为其"躁烦"的特点是手足躁动，烦乱不安，但必伴神志不清，身倦息微，脉微欲绝等症。而厥阴烦躁是阴阳交争，阳虽虚但尚可与邪争，未至脉微倦卧，所以一以回逆汤回阳，一以吴茱萸汤温阳、通阳，二者有实质性不同，不可不辨。

②厥阴少阴同病

《医宗金鉴》认为本证各言少阴病，主厥阴阳药者，以少阴厥阴多合病，证同情异，而治别也。少阴有吐利，厥阴亦有吐利；少阴有厥逆，厥阴亦有厥逆；少阴有烦躁，厥阴亦有烦躁，此合病而证同者也。少阴之厥有微甚，厥阴之厥亦有寒热；少阴之烦躁多躁，厥阴之烦躁多烦。盖少阴之病多阴盛格阳，故主以四逆之干姜、附子，逐阴以回阳也。厥阴之病多阴盛阳郁，故主以吴茱萸之辛烈，迅散以通阳也，此情异而治别也。此段说明了少阴和厥阴之间存在着一定的联系。李士懋教授认为肝肾同居下焦，少阴肾阳为一身阳气之根本，其它五脏当为阳气之枝杈。肾阳虚则全身皆寒，肝寒自可知。而肝阳为肾阳之分枝，肝寒则未必影响及肾。

③少阴病中病程之一

呕吐是少阴病的常见症状，但不是主要症状。呕吐或作为或然症，或是作为下利的伴随症状出现，一般表现轻微"欲吐不吐"等，大多属于少阴阳衰阴盛迫胃所致。唯有309条吴茱萸汤的呕吐具有明显的特点，即呕吐剧烈，乃至烦躁欲死。李心机认为本条之呕吐，在病机上，不仅仅是少阴阳虚阴寒之邪上逆迫胃所致，更重要的是外邪侵袭，病发少阴，由于少阴病是全身性虚寒，所以在少阴病的发病总过程中，形成了胃虚寒凝的局部过程。从标本关系上讲，少阴病的基本病机为本，胃虚寒凝为标。本着急则治标的原则，先以吴茱萸汤温胃散寒下气以治标，待呕吐平降以后，再以四逆汤治其本。

综上所述，虽然对三条文存在着不同的观点，但有一点是相同的，即吴茱萸汤证是以肝胃寒凝气逆为其主要病机，虽然散在于三篇之中，仲景意在鉴别。其应用指征均以呕吐为共同症状。我们临床之时，当不可拘泥，只要是肝胃寒凝，就可用吴茱萸汤治疗。李士懋教授认为：吴茱萸汤分见于阳明，少阴，厥阴三篇，阳明虚寒何以不用理中汤，少阴寒逆犯胃何以不用四逆汤，厥阴寒逆犯胃何以不用乌梅丸，偏偏用吴茱萸汤呢？吴茱萸温而散，《神农本草经》谓其"温中、下气、止痛、逐风邪、开腠理"。《本草备要》言其"宣祛风寒湿，开郁"。又曰："吴茱萸专入肝，而旁及脾肾。"方中又重用生姜之辛散而未用干姜、附子之温阳，所以吴茱萸汤的特点是温而散。散什么？散客寒，本为太阴、少阴或厥阴阳虚之人，又形寒饮冷，寒邪直入厥阴，寒邪犯胃而呕吐涎沫清水，烦躁欲死，巅顶痛甚，其脉当沉弦而紧，不任重按。可谓要言不烦，一语中的，临证当遵之。

运用吴茱萸汤治疗头痛的指征有四：

①疼痛部位主要在巅顶，旁及他处。这种头痛或剧或缓，时轻时重。重者可面色发青，有的可持续十余年，每次生气或受风寒时易发。②呕吐涎沫。其呕，多呈干呕或恶心，或呕吐，其吐涎沫，多为清水，无酸腐食臭味，有的癖癖多唾，有的舌下及两颊时时涌出清水。③手足凉。其程度有轻有重。④脉常是弦、弦紧、弦迟。

凡具此四条，均可诊为厥阴头痛，以吴茱萸汤治之，常可取得突兀之疗效。

## 【病例56】头痛

杨某，女，65岁。

2013年10月12日初诊：头痛13年，病起于13年前患"脑出血"后。头痛时每以止痛片度日，迁延不愈，每日需服止疼片，少则数片，多则10片。曾多次就医，服中药未愈。适其子与余共饮，谈及此事，遂往诊。询之头痛以巅顶为主，且往往夜间为重，常睡眠中疼醒，20年来备受折磨。高血压病史20年，常服降压药治疗，并诉头痛与血压无关。脉沉弦无力，舌淡苔水滑。

证属：肝寒，浊阴上犯。

法宜：温肝散寒，降逆化浊。

方宗：吴茱萸汤。

吴茱萸9g，生姜18g，大枣6枚，党参12g。

5剂，水煎服，每日一剂。

后来再诊，其子告知，上方服五剂后头痛已明显减轻，照方又服五剂后已愈，至今已年余未发。

按：脑出血后头疼，医者多考虑瘀血为患，而予活血化瘀法治疗。活血化瘀现有一法而代百法之势。致使灵活的中医辨证思维演化成了僵化的套路辨证。这一趋势如不能扭转，想提高中医临床疗效亦难矣！此患者脉弦，为阴中之阴脉，主肝，无力主气虚、阳虚，故诊为肝阳虚。再看患者症状，巅顶痛、疼痛夜甚等症状能否用肝阳虚的病机来解释。肝之经脉上额、交巅，阴寒之邪循经上犯故可致巅顶痛。阴邪得阴时之助而更甚，故头痛夜剧。舌淡苔水滑亦为阳虚，乃饮邪内停之征。故诊为肝阳虚，浊阴上犯。法宜温肝散寒，降逆化浊。方选吴茱萸汤。多年顽疾，取效颇捷，得益于中医的辨证思维。

## 【病例57】胃胀

李某，女，42 岁。

2013 年 9 月 27 日初诊：食后胃胀 2 个月，近 1 个月加重，食硬食物更甚，食多即吐，厌油腻，寐可，便溏，食凉易泻。脉沉弦细，拘减，舌嫩绛，裂纹。

证属：阳虚寒凝。

法宜：温阳散寒。

方宗：吴茱萸汤。

吴茱萸 7g，生姜 12g，生蒲黄 12g，党参 12g，炙甘草 9g

2013 年 10 月 7 日二诊：症状减半已。上方加半夏 12g，干姜 8g。

按：胃胀，喜暖恶凉呕吐，便溏，多使人想起"太阴之为病，腹满而吐，食不下，自利益甚，时腹自痛。若下之，必胸下结硬"，而予理中类方治疗。而李士懋教授却诊为肝阳虚寒凝之证。我们来看看李士懋教授是如何辨证的：弦主肝，拘为寒凝之象。寒凝甚，则脉急，故脉可细。减为不足。故辨证为肝阳虚、寒凝。木不疏土，故也可出现一系列消化系统症状。寒凝血滞，津液失布，故舌绛。《神农本草经》谓吴茱萸"温中，下气"，本案即是明证。吴茱萸汤和理中汤虽同属温法范畴，理中者，理中焦，重在温补脾胃；吴茱萸汤则病位在肝，病机为肝寒犯胃而浊阴上逆，重在温降、温散。二诊用半夏干姜者意在加强温降之力。

3. 温病厥阴病，法在滋肝阴

温病厥阴病，见于《温病条辨·下焦篇》，以"热深厥甚"而致的"昏痉瘛疭"为其主要表现。其主方为加减复脉汤及其衍生方，如二甲复脉汤、三甲复脉汤、大定风珠等，意在滋阴以复阳。

加减复脉汤，是由仲景复脉汤化裁而来。复脉汤在《伤寒杂病论》中共三处：伤寒论 177 条："伤寒心动悸，脉结代，炙甘草汤主之。"《金匮要略·血痹虚劳病脉证并治》附方载："《千金翼》炙甘草汤：治虚劳不足，汗出而闷，脉结代，行动如常，不出百日，危急者十一日死。"《金匮要略·肺痿肺痈咳嗽上气病脉证并治》附方载："《外台秘要》炙甘草汤：治肺痿涎唾多，心中温温液液者。"复脉汤由炙甘草、桂枝、人参、生姜、大枣、生地黄、麦冬、麻仁、阿胶、清酒等组成，乃是一首里虚之补剂。正如钱天来所云："伤寒而见结代之脉，则知真气已虚，经血枯涩矣，气虚则流行失度，血涩则脉道不利，故脉见结代也。心为藏神主血之脏，因气血虚衰，心神摇动，气馁而惕惕然动悸也，此为阴阳并虚，法当气血兼补。"由此可见，复脉汤乃是气血双补，阴阳并调之方。加减复脉汤用于温病后期，热入下焦，劫夺肝肾真阴之证。温热阳邪久羁，本易伤耗津液，病入下焦，伤阴更甚，此时邪少虚多，滋阴已成为挽救危亡的关键。因此吴鞠通曰："故以复脉汤复其津液，阴复则阳留，庶不至于死也。"如何滋阴？吴氏认为滋阴之法，唯在着力顾其阴血精液，而不必像伤寒的阴阳两虚，必须阴阳兼顾。因此吴氏遵仲景法而未泥其方。尽去人参、桂枝、生姜、大枣等通补阳气之品，而专主滋阴。李士懋教授常说："此非深窥仲景复脉法者，则不可灵活应用至此。吴鞠通，真乃仲景之功臣也！"

李士懋教授认为温热之邪，深入下焦，阴亏液涸者均宜加减复脉汤治疗。邪久羁中焦不解，伤津耗液，久必转为阴伤液涸的下焦证。邪入下焦，热深厥甚，邪少虚多，专主复阴为下焦正治之法。故说："邪热深入，或在少阴，或在厥阴，均宜复脉。"肝肾同处下焦，肝藏血，肾藏精，精血互生，肝肾同源，二者关系密切，故治可同法，均宜复脉汤治疗之。然肝肾二脏各有不同的特点。以耗伤肾精为主者，可只用加减复脉汤滋阴。而以厥阴肝的阴亏液涸为主者，因肝为风木之脏，阴亏液涸，极易出现痉厥瘛疭等风象。因此治疗时不仅要滋阴，还要加息风止痉之品，故又在加减复脉汤的基础上化裁出一甲、二甲、三甲复脉汤及大定风珠之类的方剂。现如今中医临床工作中热病已少见，李士懋教授据异病同治的原则，灵活地将复脉汤用于内外妇儿各科临床之中，取得了非常好的疗效。现以三甲复脉汤为例，将李士懋教授经验总结如下：

（1）方药溯源

三甲复脉汤一方出自清代吴瑭的《温病条辨》卷三·十四条："下焦温病，热深厥甚，脉细促，心中憺憺大动，甚则心中痛者，三甲复脉汤主之。"温热之邪深入下焦，真阴被耗，阴血不能充盈脉道，故脉细。热迫血行，故脉促。下焦乃肝肾所居，肝肾阴伤，筋脉失濡，故而虚风内作而现痉厥抽搐。经云："阳在外，阴之使也。"今肾液被劫，阴液衰于下，致阳气输布无依，故而四肢厥逆。心悸，心痛临床上常见，均有虚实之分，此脉细，故知为阴血不足，心神无所依恋所致。《温病条辨》自注曰："心中动者，火以水为体，肝风鸱张，立刻有吸尽西江之势。肾水本虚，不能济肝而后发痉，既痉而水难猝补，心之本欲失，故憺憺然大动也。"可知"大动"之本在肝肾之虚。综而观之，此方的病机应为肝肾阴虚，虚风内动。知此病机，即可灵活用之。

（2）脉证诠解

①脉象：

脉细数而虚，此为阴虚不能制阳，则阳相对较盛，鼓荡气血，脉流薄疾所致；脉浮数而大，重按则虚，尺细数。此为阴虚不能内守而阳气浮越之象；弦劲或弦硬而涌。劲为弦之重者，涌指脉幅大，均为阴亏不能制阳之象。劲和涌均为阴虚、不能制阳，阳亢化风之象；尺脉旺或尺脉浮大洪数有力。为肾阴亏虚，相火妄动之象。

②症状：由于所治病种广泛：高血压、脑血管疾病、冠心病、失眠、头晕、慢性支气管炎，消化系统疾患，范围较广，症状不一，凡可由肝肾阴虚解释之症，再加上述脉象，即可诊断。至于舌诊，典型者可舌红绛少苔。李士懋教授认为温热病，舌诊意义较大，但在杂病中其重要性不大，

故不重点作为其用方指征。

（3）类方鉴别

三甲复脉汤、镇肝熄风汤、地黄饮子等方均归属平息内风剂。但三者所生风的病机又各不相同，三甲复脉汤的病机是阴血亏虚，筋失其濡而致，治疗重点应着眼于滋阴养血，使阴血得充，筋脉得濡，风象自然消失，潜阳息风仅居次要地位。镇肝熄风汤的病机是肝阳化风，表现多为头目眩晕，目胀耳鸣，或头面如醉，甚至由眩晕至颠仆，昏不识人等。病因多由年高体衰，阴精暗耗，以致肾水亏虚，水不涵木，肝阳上亢化风而见上述诸证。《素问·调经论》所谓"血之与气，并走于上，则为大厥"，因此镇肝熄风汤的重点是镇降潜敛，滋阴乃其次。地黄饮子是刘河间治疗喑痱的方剂。其主要症状是舌强不能言，足废不能用。《素问·脉解》曰："太阳所谓——入中为喑者，阳盛已衰，故为喑也。内夺而厥，则为喑痱，此肾虚也。少阴不至者，厥也。"可见喑痱是因"肾气虚弱，其气厥不至"所致。刘河间认为肾气虚有两种，一种是肾中之水亏，另一种是阴中之火虚，地黄饮子治疗阴中之火虚。因此本方为补肾阴，温肾阳，则阳蒸阴化，上下相交，厥逆可平，喑痱可愈。

## 【病例58】脘腹胀

母某，女，79岁。

2013年10月12日初诊：胃部及腹部胀满20年，心下满，按之痛。夜间睡眠后常因胀重而醒，至凌晨5～6点时起床活动后方减轻。喜揉按，矢气多，口干不喜饮，时头懵，平素畏寒，手脚凉。高血压病史10年，即刻血压145/70mmHg，口服药物控制。脉寸关浮弦硬而涌，尺略沉弦，舌暗苔薄白。

证属：阴虚阳亢化风夹瘀。

法宜：滋阴潜阳活血。

方宗：三甲复脉汤加减。

生龙骨 30g，生鳖甲 30g，山萸萸 12g，全蝎 10g，丹皮 12g，生牡蛎 30g，生白芍 15g，阿胶 12g，蜈蚣 10 条，五味子 6g，生龟甲 30g，生地黄 12g，熟地黄 12g，地龙 15g，赤芍 12g。

7 剂，水煎服，每日一剂。

2013 年 10 月 19 日二诊：药后腹胀减约一半，大便日一次，偏稀，仍畏寒，手足凉。上方加山药 15g，炙甘草 8g。

2013 年 12 月 12 日三诊电话回访：胃腹胀气已愈，现已无明显不适，患者甚是高兴。

按：如果按一般的思路，见到腹胀胃满，夜间加重，口干不喜饮，畏寒肢冷诸症，肯定会不假思索地诊为脾阳虚，而以理中汤类治之。然李士懋教授却诊为阴虚阳亢化风。所凭者，何也？脉也！李士懋教授重脉，与其多年不断研习经典有关，同时也是其 50 多年临床实践的结晶。脉弦硬有似真脏脉，脉动搏指，此乃脉无胃气之象，主本虚标实之证，此时切不可妄行攻破，犯虚虚实实之戒。涌，是指脉幅大，此为阴虚阳亢化风之象，有如大海风高波涛汹涌。脉定则病机定，再以脉解症，以脉解舌。肝肾阴虚，则水不涵木，木亢生风，克犯脾土，可见腹胀满痛等症。阳在外，阴之使也。今阴虚，阳失输布，故可见畏寒，手足凉等症。口干不喜饮，舌暗，均为阴虚血瘀所致。此案如果不用脉作指导，而误用理中类方，无异于雪上加霜，病愈定无期矣。多年痼疾，仅半月而愈，可堪效仿。

### 【病例 59】瘙痒（皮肤瘙痒症）

王某，女，82 岁。

2012 年 11 月 10 日初诊：初起周身瘙痒，无皮疹，有抓痕，约数月后周身瘙痒加重，尤以夜间痒甚，以致不能安眠，遍身抓痕累累，多次求诊无明显疗效。高血压 40 年，长期服降压药治疗，无糖尿病史，西医诊断：皮肤瘙痒症。脉弦硬而涌，按之尺细数。

证属：阴虚阳亢，阳亢生风。

法宜：滋阴潜阳。

方宗：三甲复脉汤。

生龙骨 30g( 先煎 )，生牡蛎 30g( 先煎 )，生鳖甲 30g( 先煎 )，生龟甲 30g( 先煎 )，白芍 12g，生地黄 15g，火麻仁 15g，阿胶 12g( 烊化 )，炙甘草 8g，麦冬 12g，生何首乌 15g。

7 剂，水煎服，每日一剂。

2012 年 11 月 17 日二诊，上方服 7 剂后痒感稍减，脉同前，上方继服。初服 15 剂始见效，脉稍见敛，守方而服 38 剂皮肤脱一层鳞屑后痊愈。

2013 年 12 月 20 日电话随访，未见复发。

按：常理而言，肝肾阴亏，舌应红绛干敛少苔。然此患者舌稍暗，苔薄白，无阴亏之象。师曰：舌象兴盛于温病，且温病中舌象往往能够反映疾病本质。而杂病则不然，杂病中舌证不符者多见，因此舌象的意义大打折扣。李士懋教授从而进一步明确提出："温病重舌，杂病重脉。"现在随着疾病谱的变迁，中医所诊治病人中杂病往往较多，此患者脉浮取弦硬而涌，按之阳弱尺动数。脉以沉为本，以沉为根，尺动数为下焦阴亏之象，弦硬而涌乃阴虚不能制阳而阳气浮动之象。再以此解症，皮肤发痒为阴血亏虚，肌肤失荣的表现。此案由脉识机，因脉而守方，终使病痊，可见脉之重要。

## 【病例 60】咳喘

李某，男，75 岁。

2013 年 8 月 20 日初诊：咳喘，冬季加重 20 年。近 10 余日感冒后咳喘加重，曾输液治疗 10 余日，咳喘稍减，仍气短，活动尤甚，吐黄痰量不多，脘满食少，身阵烘热，心烦乏力，大便干燥，二至三日一行。脉浮取弦滑数，按之阳弱尺细数，舌嫩红，苔薄白。

证属：阴虚阳亢，风阳扰肺。

法宜：滋阴潜阳，平肝息风。

方宗：三甲复脉汤加味。

熟地黄 15g，山茱萸 18g，五味子 6g，白芍 15g，地龙 15g，麦冬 15g，生龙骨 20g(先煎)，生牡蛎 20g(先煎)，鳖甲 20g(先煎)，龟甲 20g(先煎)。

28 剂，水煎服，每日 1 剂。

2013 年 9 月 17 日二诊：脉弦滑略数，按之阳弱，尺动数已减。

上方加减共服 25 剂，后咳喘明显减轻，已可步行二三里路，阵烘热已除。上方山茱萸加至 30g 继服。

按：脉浮取弦滑而数，似为痰热内盛之象。痰黄、身热、心烦、便干等，似也支持痰热的病机。若依此而辨，当诊为痰热内盛的实证。但李士懋教授常谆谆告诫我们：脉应以沉为本，以沉为根，沉取之脉方能反映疾病的本质。此案沉取阳弱尺细数。细数为阴虚之脉，见于尺部，应为肾阴亏虚之象。阴虚则阳亢，风阳上扰于肺，咳喘乃作。身阵热，心烦，便干为阴虚内热之象。翻掌之间，虚实立判，临床不可不慎。

## 【病例 61】便秘

王某，女，85 岁。

2013 年 9 月 7 日初诊：便秘 3 年，三至五日一行，常年服番泻叶通便，背热，两大腿内侧返热，眼屎多，目难睁，食后胃痛，脉弦硬涌，按之虚，尺硬，苔厚黄腻。

证属：阴虚阳浮。

法宜：滋阴潜阳。

方宗：三甲复脉汤。

生地黄 10g，熟地黄 10g，火麻仁 15g，山茱萸 12g，生鳖甲 20g( 先煎 )，麦冬 10g，白芍 15g，丹皮 10g，生龙骨 20g（先煎），生牡蛎 20g( 先煎 )，阿胶 12g( 烊化 )，炙甘草 5g，地骨皮 12g，生龟甲 20g( 先煎 )。

上方共服 21 剂后，食后胃痛、目屎多难睁已愈，腿内侧及背发热减轻 6 ～ 7 成，大便二三日一行，排便较易。脉弦硬涌，按之寸减尺动，上方加党参 10g，山药 20g，继服。

按：老年人便秘，临床非常多见。仅用大黄类导泻药，只能逞一时之快，往往滥伤无辜。李士懋教授强调，凡诊病，当首分虚实，而虚实之辨，重在脉。脉沉取有力为实，无力为虚。此案脉浮取弦硬而涌，似属实证，但按之虚，故不当以实看。弦硬而涌，类似革脉，尺硬为阴虚筋脉失柔之象。阴虚则阳浮，表现于脉则可浮取弦硬而涌；阳浮于上可出现头痛头晕目胀耳鸣面热等症；也可迫于下，出现尿频、尿急、尿灼痛及二阴烧灼感；也可出现在身体的某一局部，如本案的大腿内侧返热，背热等症。此阳为虚阳，可潜可敛。潜降用质重之品，如牡蛎、龟甲、鳖甲等。敛取酸味之品，如山茱萸、五味子、白芍等。然阳浮之本在阴虚，故方取三甲复脉汤滋阴潜阳，肠道水足则舟自行。此案如果只看其背热、腿热、眼屎多、苔黄厚腻，往往易误诊为热秘。如此则更加体会到李士懋教授平脉辨证的正确性。

## 【病例 62】发热（乳癌术后）

梁某，女，31 岁。

2013 年 9 月 13 日初诊：右侧乳腺癌术后 3 年，时有烘热汗出年余，心烦便干，2 ～ 3 日一行。已闭经两年半。脉弦细劲数，舌偏暗。

证属：阴虚阳亢，血行瘀滞。

法宜：滋阴潜阳，佐以活血。

方选：三甲复脉汤。

白芍 12g，麦冬 12g，生地黄 12g，生鳖甲 20g（先煎），生龟甲 20g（先煎），生龙骨 20g（先煎），生牡蛎 20g（先煎），桃仁 10g，红花 10g，泽兰 12g。

2013 年 10 月 15 日二诊：上方共服 21 剂后，烘热汗出次数较前减，每天 4～5 次，便畅。脉沉弦细数无力，右略减，舌暗。

证属：气血两亏。

法宜：补益气血。

方宗：人参养荣汤。

党参 12g，茯苓 15g，白术 12g，五味子 5g，远志 12g，仙茅 12g，肉桂 6g，当归 12g，白芍 12g，熟地黄 12g，陈皮 6g，炙甘草 6g，仙灵脾 10g。

14 剂，水煎服，每日一剂。

2013 年 11 月 8 日三诊：心时烦，烦则烘热汗出，每天 4～5 次，坐久腰疼。脉弦细数，舌暗。仍用 2013 年 9 月 13 日方加地骨皮 15g。

2013 年 11 月 22 日四诊：上方共服 14 剂，心烦除，烘热已不明显。胃脘略堵。脉弦细数减，舌略暗。

## 【病例 63】心悸

王某，女，45 岁。

2014 年 3 月 8 日初诊：心慌，左胸背疼 3 月余，脚凉出汗，食、便、寐均可。高血压病史 10 余年，平时服依那普利、美托洛尔、氨氯地平等药控制，即刻血压 125／90mmHg，心电图正常。脉沉细数急，舌嫩红，齿痕且暗。

证属：气滞，热郁夹有瘀血。

法宜：理气透达郁热，佐以活血。

方宗：四逆散合升降散合血府逐瘀汤。

柴胡9g，僵蚕12g，桃仁12g，红花12g，枳实9g，蝉蜕8g，蒲黄12g，赤芍12g，姜黄10g，五灵脂12g，炙甘草7g，大黄4g，丹参15g。

2014年3月22日二诊：服上方14剂胸疼略减，余症同前。脉沉弦细劲躁数急，舌晦，有齿痕。

证属：阴虚阳亢化风，热郁夹瘀血。

法宜：滋阴潜阳息风，透达郁热、活血。

方用：升降散合血府逐瘀加息风之品。

僵蚕12g，大黄4g，丹参15g，熟地黄15g，炒枣仁30g，生鳖甲30g(先煎)，蝉蜕8g，桃仁12g，红花12g，蜈蚣10条，山茱萸18g，生龙骨30g（先煎），生牡蛎30g（先煎），姜黄10g，赤芍12g，全蝎10g，白芍18g，生龟甲30g(先煎)。

2014年4月7日三诊：上方服14剂自觉头部较前清爽，心慌、脚冷减，胸疼继减，大便稀，1日2～3次。即刻血压140／95mmHg，氨氯地平现已减半服用。上方加山药15g。

2014年5月9日四诊：上方服28剂后已无不适感，即刻血压140／90mmHg。

按：心慌，属中医心悸范畴。《实用中医内科学》说："是指病人自感心中急剧跳动，惊慌不安，不能自主，或脉见参伍不调的一种证候。主要由于阳气不足，阴虚亏损，心失所养；或痰饮内停，瘀血阻滞，心脉不畅所致。"可见本病的辨证当分为虚实两大类。那么我们分析一下这个病人到底属于哪一类型呢？我们首先看胸背疼这个症状。中医人常说的一句话，叫不通则痛。即气血瘀滞不通则痛。那么是不是可以据此就判断本证为气滞血瘀呢？也不尽然。请大家不要忘了，中医还有一句话叫不荣则痛。《温病条辨》亦云：热深厥甚，脉细促，心中憺憺大动，甚则心中痛者，三甲复脉汤主之。此条明确指出热邪深入下焦，劫灼肝肾，肝肾阴虚，阴维之脉失养，亦可发生"阴维为病主心痛"的症状。可见据胸背疼亦难以判断虚实。

我们再看头晕、头沉。头为"诸阳之会"，必须清阳上承，头脑方能精明灵敏。若因邪阻，清阳不能上达；或清阳馁弱，无力上承，头也可失灵而头晕、头沉，可见头晕头沉亦难以区分虚实。

我们有没有一种快捷而且有效地区分虚实的方法呢？答案是肯定的。这就是李士懋教授以脉为核心的辨证论治方法。强调以脉定证，以脉解症，以脉解舌。一个完整的中医诊断是由疾病的性质、病位、程度、以及疾病发展趋势四个要素组成。而脉诊在其中发挥着决定性地作用。脉诊在临床诊断中所占权重约50%～90%。这个权重是非常高的，由此可见李士懋教授对脉的重视程度。

下面按李士懋教授平脉辨证的理论体系来具体分析一下：沉主里，主气。里是指里证，气是指气滞而言。沉细数急主里热郁伏，即火郁之脉。此为火热郁伏于里，不得透达于外之象。临证见此脉，即是火郁无疑。我们由脉确定了疾病的病机是火郁，再看看能否用中医基本理论把患者的症状解释清楚。热郁，气机阻滞，不通则痛，可胸背痛。火热之邪，内扰心神，故心慌不安，热邪上攻于头可头晕、头沉。热闭于里，阳气不得外达，故脚凉。郁热闭阻气血故舌嫩红且暗。如此则可完美地解释了所有的临床症状。故可明确诊断为气滞、热郁、血瘀证。

服14剂后有效，是否效不更方？李士懋教授常说：一个医生要守得住，变得活。这是一个医生成熟与否的标志。一个方是守，还是变，关键还是脉，脉变则证变、方变；脉不变则证不变，守方而服，以待效机。那么我们看患者的脉服药后由沉细数急变为了沉弦细数劲急。此虽"一字之变"，但已显示出了"化风"之机。此风非热邪所生，乃因阴虚阳亢所致，故加用三甲复脉汤滋阴潜阳息风。三甲复脉汤和升降散一治虚，一治实，二者能否合用。是否会被人说成是分不清虚实。李士懋教授认为临证之时，当谨守病机，有一分机，则用一分药。患者反馈良好。故知判断正确。

## 【病例64】心悸（高血压）

徐某，女，75岁。

2014年4月14日初诊：高血压20余年，平时口服施慧达、倍他乐克等药物维持，平时血压在130～160／60～90mmHg。心悸，前胸热、后背疼半年，反复口腔溃疡。疲乏腿无力，手脚怕冷且麻木，小便热，大便干，记忆力下降。即刻血压130/80mmHg。脉弦滑动数，舌苔黄后腻。

证属：痰热内扰，兼阴虚。

法宜：清化痰热，兼以滋阴。

方宗：黄连温胆汤。

黄连9g，枳实9g，茯苓12g，竹茹12g，全蝎10g，生龙骨30g（先煎），生牡蛎30g（先煎），龟甲30g(先煎)，胆南星10g，地龙12g，蜈蚣10条，栀子10g，半夏10g，生石决明30g，怀牛膝10g。

2014年4月21日二诊：上方服7剂除手脚麻木外，其余症状均有所减轻，脉弦滑数且涌动，苔腻。

处方：生龙骨30g（先煎），生牡蛎30g（先煎），生地黄12g，熟地黄12g，地龙12g，生龟甲30g(先煎)，山茱萸15g，蜈蚣10条，生鳖甲30g(先煎)，五味子7g，全蝎10g，怀牛膝10g，生白芍15g，阿胶12g(烊化)。

2014年4月28日三诊：上方服7剂。双腿无力，前胸热后背疼，左上肢麻约减轻一半。即刻血压140／80mmHg，仍心悸。上方改生地黄15g，熟地黄15g，加麦冬15g。

按：高血压病，为现代医学内分泌代谢性疾病，临床非常多见。西医普遍认为一旦患病，多需长期或终身服药。中医认为人体正常生理状态下的血压是阴平阳秘，气血冲和的表现。中医虽然没有高血压这个病名，但在历代医籍中不乏"眩晕""头痛""心悸"等症状，我们从中亦可见对这些疾病的认识。高血压病因病机较为复杂，《内经》认为其因有三：一曰肝风；二曰气虚；三曰髓亏。《金匮要略》多从水饮治疗；金元四大家中河间主火，丹溪倡痰。景岳主虚；至清代以来，多以阴虚阳亢立论。李士懋教授认为高血压总的病机乃是阴阳失调，气血失和，而非单纯的阴虚阳亢，肝风内动之一端。高血压大致可分为虚实两大类，虚者，包括阴阳气血之虚，病位有五脏之分。实者包括风寒外客，湿热内蕴，火热上灼，气机逆乱，瘀血阻遏，痰饮上泛，肝阳化风，肝火上冲等。主张应溯本求源，平脉辨证，四诊合参，随证治之，常方无定方，法无定法，总之使其阴阳和调，气血冲和为目的。

此案一诊脉弦滑数。弦主气，滑数主痰热，故弦滑数为痰热内盛，气机阻遏之象。方用黄连温胆汤辛开苦降，清化痰热，调畅气机，一诊得效。然二诊时脉虽仍弦滑数，但兼涌动之象，涌动为阴虚阳搏，阳亢化风之象。此时脉虽滑数，而不得以实看，此为阴虚于下，阳热亢于上而生风之象。故虽一诊有效，但脉变则证变、方变，一转清化痰热而为滋阴潜阳息风之方。方选三甲复脉汤，滋肝肾，平潜肝阳。然肝肾已亏，非一日一时之功可骤补者，须假以时日，方可收全功。方加蜈蚣者，此乃师之经验。师治高血压，常用之，且认为不论实证肝风，还是虚证肝风，二者皆可用之。关于蜈蚣的作用，张锡纯论述尤详，《医学衷中参西录》曰："蜈蚣走窜之力最速，内而脏腑，外而经络，凡气血凝聚之处，皆能开之……其性尤善搜风，内治肝风萌动，癫痫眩晕，抽掣瘈疭，小儿脐风，外治经络中风，口眼歪斜，手足麻木。"师治肝风，虚证用之二三条，实风多用20～40条之间，确有卓效。

# 第八章　湿热类病案研究

湿热，是临床常见的一个临床证型，李士懋教授在治疗此类证型的时候，有着自己独到的见解和方法。

湿热证，外感内伤均可有之，区别在于，内伤之湿热，以内湿为主，起病缓慢，少有外感寒热症及典型外感病之传变；病程长，可经年累月不愈。外感之湿热，多由外邪引发，一般必有内湿相引，其发病相对急，传变快，病程短，初有外感寒热之表现。

外感之湿热证，并非温病中独有之，伤寒中亦有之。如伤寒中的白虎加苍术汤、茵陈蒿汤、白头翁汤、栀子柏皮汤、茵陈五苓散等。

根据其病变部位可分为湿热之邪侵犯脏腑与经络。侵犯脏腑可出现：脾胃湿热，肝胆湿热，大肠湿热，膀胱湿热，湿热下移小肠，湿热弥漫三焦，湿邪蒙蔽心包；侵犯经络即湿热阻遏经络。

湿热之名首见于《内经》：《生气通天论篇第三》：因于湿，首如裹，湿热不攘，大筋緛短，小筋驰长。緛短为拘，驰长为痿。"《六元正纪大论篇第七十一》："四之气，溽暑湿热相薄，争于左之上。民病黄瘅而为腑肿。"但是《内经》中并没有给出治法和相应的方药。

《伤寒论》里虽然有湿热的病机，而且也有相应的方剂，但没有明确的名称。湿热一词真正成为一个证型，是后世医（病）家在脏腑辨证过程中产生的。

李士懋教授在论述温病中，将温病的类型简化为温热和湿热两大类，使之简单而实用，并确立了治疗温病的三个大法"清、透、滋"。

温病以外的湿热证型，亦可以参考李士懋教授提出的大法，治疗大法亦是清热、透热、利湿。

限于篇幅，本章只选取几个病例，来说明李士懋教授治疗湿热病的临床经验，希望读者能从中体会到李士懋教授的六个典型的学术思想，更进一步认识到李士懋教授"平脉辨证"的思辨体系。

### 【病例65】痹证（髋关节滑膜炎）

王洪章，男，39岁。

2013年4月19日初诊：右下肢酸、紧、痛、乏力1年，不能下蹲，晚5点至8点症状加重。于沧州中西医结合医院诊为：髋滑膜炎，予以激素、钙剂、活血化瘀药物及热疗后可下蹲，右下肢仍酸、紧痛、乏力，寐多梦，不解乏，大便每日1次，先调后溏。脉象：左无力，沉取阳弱尺弦，右沉弦濡滑略数，舌象：苔薄黄。

证属：阳虚。

法宜：温补阳气。

方宗：桂枝加附子汤再合补肾之品。

炮附子15g（先煎），白术12g，仙茅12g，炙川乌15g，白芍12g，仙灵脾12g，桂枝12g，炙甘草8g。

7剂，水煎服，每日一剂。

2013年4月26日二诊：症同上，补述左下肢自发病后时有跳动，卧时多发，脉弦滑数，沉取阳减，两尺滑数，舌可

证属：湿热下注。

法宜：清利湿热。

方宗：四号方合四妙散。

地龙 15g，苍耳子 10g，苍术 12g，秦艽 10g，丝瓜络 10g，黄柏 7g，威灵仙 12g，黄连 10g，薏苡仁 30g，滑石 15g，海风藤 18g，川牛膝 10g，全蝎 10g，蜈蚣 10 条。

14 剂，水煎服，每日一剂。

2013 年 7 月 5 日三诊：上方用 52 剂后，麻已不著，但痛无改善，4 月 26 日方加乳香、没药各 10g、炙川乌 15g，14 剂。脉沉弦拘濡数，舌苔腻。

2013 年 7 月 29 日四诊：右下肢仍痛，卧位时下肢较前舒服，大便 1～2 日 1 次，不成形，麻差，夜间 11 时至凌晨 5 时多梦。脉沉弦濡数，舌稍红苔薄腻。上方加防风 8g，石菖蒲 10g，14 剂。

2013 年 9 月 9 日五诊：上方服 24 剂后，诸证均减轻，大便已成形，麻可，已可蹲，脉弦濡滑数，舌可，唇暗。上方加桃仁、红花各 10g，14 剂。

2013 年 9 月 27 日六诊：右腿仍酸，右髋不适不减，大便不成形，脉弦濡滑数，舌尖红苔腻，唇暗。上方加穿山甲 15g，土鳖虫 12g，蜈蚣 15 条，14 剂。

2013 年 10 月 18 日七诊：右腿已不酸，右髋痛减轻，大便不成形，脉弦滑数，左稍减，舌稍红苔薄腻。上方加生黄芪 15g，柴胡 7g，当归 10g，白芍 10g，白芷 20g，7 剂。

按：在跟李士懋教授侍诊的时候，一般要经过三个阶段，一是先在李士懋教授身边侍诊，学李士懋教授的思路和方法，二是，经过一年左右的时间，熟悉李士懋教授的思路和方法后，自己看病人，然后李士懋教授再看，对学生所做的诊断和所处方方药进行评判，正确的就直接用，不正确的李士懋教授改。此病例有明确的诊断：髋滑膜炎，也经过西医正规治疗，也吃过中药，只是效果不是太明显而来求诊。

此病例有疼痛及活动受限，当属于中医的痹证。在初诊时，学生诊断为阳虚，李士懋教授也没有修改，当是看到脉象左无力，沉取阳弱尺弦，以及乏力，大便先调后溏等兼症。二诊时，李士懋教授诊脉弦滑数，沉取阳减，两尺滑数，而诊为湿热下注。由于湿阻经络，所以病人出现下肢酸胀，活动受限。湿热阻遏，经络不通，筋失所养，故左下肢出现跳动。热扰心神，可见寐差多梦。

此案中的"四号方"，出自薛生白的《外感湿热病篇》第四条，原方是："湿热证，三四日即口噤，四肢牵引拘急，甚则角弓反张，此湿热侵入经络脉隧中。宜鲜地龙、秦艽、威灵仙、滑石、苍耳子、丝瓜藤、海风藤、酒炒黄连等味。"原方并无方名，因属《湿热论》第四条，故李士懋教授名之曰"薛氏四号方"。

对于薛氏《湿热论》第四条的病机，薛氏自注上认为是肝风走窜经络而发痉，对此李士懋教授有着自己的认识，李士懋教授认为，此条并非肝风所致痉，而是由于湿热阻遏气血，导致筋失气之温煦，血之濡润，从而出现筋脉拘而为痉。治则宜通经络中之湿热。

基于以上认识，李士懋教授不仅把此方用在温病中的湿热病中，而且将其应用扩展到内、外、妇、儿、肿瘤等各科中，只要有此病机，就可以应用此方，从而大大地扩展了其应用范围。

李士懋教授还给出了此方的应用指征：第一，脉濡数；第二，舌红，苔白腻或白腻而黄；第三，出现可用湿热阻遏经脉的症状，如肢体痹痛、胀僵、麻痹不仁、拘挛、痿软、半身不遂、口眼歪斜等，但见一二症便是，不必悉具。

四妙丸出自《成方便读》，是治疗湿热下注而致下肢痿痹等症的一个方子，根据患者舌脉，应用于此，非常符合病机。

患者于2013年7月5日就诊时，脉象发生了明显的变化，由原来的"滑数"变为"沉弦拘濡数"，濡数为湿热，病机的大概方向没有变，弦拘为阳虚有寒之象，故加炙川乌15g，因其痛不改善，根据"不通则痛"的理论，加入乳香、没药各 10g，以增加活血的效果。关于乳香、没药，张锡纯在《医学衷中参西录》中这样阐释两药的作用"乳香气香窜，味淡，故善透窍以理气；没药气则淡薄，味则平而微酸，故善化瘀以理血。其性皆温，二药并用为宣通脏腑，流通经络之要药。故凡……关节诸疼，皆能治之……其通气活血之力，又善治风寒湿痹，周身麻木"。

2013 年 7 月 29 日就诊时，患者病情有所缓解，脉舌变化不大，在夜间 11 点到凌晨五点的时候多梦。肝藏魂，心藏神，心肝为湿热所扰，而出现多梦。这个时间正好是子、丑、寅时，子丑为肝胆经执事，寅为肺，主气，在时为东方阳气发动之时。于是加防风 8g，风气通于肝，故风药入肝。另外风药也可以化湿。

加石菖蒲 10g，《神农本草经》说"菖蒲开心孔，补五脏，能九窍"，是治疗心神方面的要药。

9 月 9 日与 9 月 27 日两次就诊时，脉无变化，患者唇暗，提示有瘀血，故分别加了桃仁、红花、土鳖虫。为增强通络能力，又加入了蜈蚣。对于蜈蚣这味药，张锡纯解释"走窜之力最速，内而脏腑外而经络，凡气血凝聚之处，皆能开之"。李士懋教授对于蜈蚣的应用非常有心得，常常起手十几条，而每获良效，具体论述可以参看李士懋教授的其它著作。

### 【病例 66】痛痹（颈椎病）

林某，男，20 岁。

2013 年 11 月 30 日初诊：右侧肩臂拘急疼痛 2 年，加重 1 个月，因活动颈部而加重，腰酸 1 年，活动后减轻，喜凉饮，二便正常。脉弦濡滑略数，舌淡红苔白。

证属：湿热夹瘀，阻滞经络。

法宜：清利湿热，化瘀通络。

方宗：四号方加化瘀通络之品。

黄连 9g，滑石 10g，海风藤 30g，秦艽 15g，苍耳子 10g，威灵仙 15g，地龙 15g，丝瓜络 10g，川木通 7g，桃仁 10g，红花 10g，桑枝 30g，葛根 30g，土鳖虫 10g。

7 剂，水煎服，每日一剂。

2013 年 12 月 7 日二诊：药后病去一半，脉弦濡滑略数，舌可。上方加桂枝 12g，片姜黄 12g，7 剂

按：本病例其症舌脉比较典型，其病机诊断并不是很难，本病例按西医诊断应该是颈椎病。颈椎病的治疗，很少有人会想到用《湿热病篇》的方子去治疗，而李士懋教授却根据病机，在平脉辨证的思辨体系的指导下，灵活应用前人的方子，并取得了良好的临床效果。本例意在说明，只要病机相同，虽然是治疗温病的方子，李士懋教授也灵活应用于杂病中，体现中医异病同治的思想，堪为大家效法。

## 【病例 67】胁痛（酒精性肝病）

杨某，男，31 岁，石家庄市。

2014 年 5 月 3 日初诊：酒后肝区疼痛 1 年余，轻度脂肪肝，血脂高。经常鼻衄，大便不爽，头昏蒙，胃疼，阴囊潮湿。血压：150/100mmHg。脉右弦滑数，左沉弦细涩，舌中后苔黄腻。

证属：肝经湿热，血瘀。

法宜：清肝经湿热，祛瘀血。

方宗：龙胆泻肝汤合血府逐瘀汤。

龙胆草 5g，栀子 8g，黄芩 8g，栝楼 20g，生地黄 12g，车前子 10g，泽泻 15g，浙贝母 10g，木通 7g，炙甘草 6g，当归 10g，清半夏 20g，薏苡仁 30g，蜈蚣 10 条，全蝎 10g，桃仁 12g，红花 12g，郁金 12g，川楝子 12g。

7 剂，水煎服，每日一剂。

2014 年 5 月 10 日二诊：一天前鼻衄，胃不适未作，肝区痛加重，阴囊潮湿已愈，药后脸稍热，精力差，性欲低，早泄，舌脉同上。

上方加桑皮 15g，夏枯草 15g，7 剂。

2014 年 5 月 19 日三诊：肝区痛已大减，未鼻衄，大便 2～3 天 1 次，质调，头蒙减，脸热，胃痛。脉濡滑减，舌淡中后苔腻。

证属：湿热蕴阻脾胃，升降失司。

法宜：清利中焦湿热，恢复气机升降。

方宗：半夏泻心汤。

半夏 15g，黄芩 8g，黄连 8g，干姜 6g，炙甘草 6g，党参 12g，黄芪 12g，茯苓 15g，白术 10g。

7 剂，水煎服，每日一剂。

2014 年 5 月 30 日四诊：已无不适，欲调理。脉沉滑减，舌可。

上方加泽泻 10g，陈皮 10g，砂仁 5g，7 剂。

按：脉右弦滑数，左沉弦细涩，舌中后部苔黄腻。虽言瘀血无定脉，但是出现涩脉，再加上肝区的疼痛以及鼻衄，瘀血的诊断可以确立。脉右弦滑数，舌苔黄腻，再加上大便不爽，头蒙，阴囊潮湿，湿热的诊断亦可成立。由此确定活血、清肝经湿热的大法，进而选方龙胆泻肝汤合血府逐瘀汤，辨证、立法、选方、用药环环相扣。

《医方集解》解释龙胆泻肝汤说：此足厥阴、少阳药也。龙胆草泻厥阴之热，柴胡平少阳之热，黄芩、栀子清肺与三焦之热以佐之，泽泻清泻肾经之湿，木通、车前子泻小肠、膀胱之湿以佐之，然皆苦寒下泻之药，故用当归，生地黄以养血而补肝，用甘草以缓中而不伤肠胃，为臣使也。

对于血府逐瘀汤，王清任在《医林改错》里说："立血府逐瘀汤治胸中血府血瘀之症。"此病人之症舌脉合于胸中瘀血之证，故用之。

我们再看用药后的反应可分为两组：一是效果明显好转的：胃不适未作，阴囊潮湿已愈；二是看似没有变化，还有新出现的，以及可能是上次没有问到的症状：一天前鼻衄，肝区痛加重，药后脸稍热，精力差，性欲低，早泄。

有时候我们在临床中治疗疾病的时候，会发现一些病人用药后出现了一些新的症状，或是原来的症状加重，这时候如何判断这些症状是病情加重的表现，还是病情向愈的表现呢？这里就需要有相当的临床经验以及扎实的理论功底。就此例来说，我们可以这样解释，鼻衄是瘀血被排出体外的过程，肝区痛加重，是因为瘀血消除，肝体空虚，不荣则痛，药后脸稍热，则是湿热及瘀血被清除，阳气来复的表现。精力差，性欲低，早泄，是原来没有问到的症状。综合分析，是疾病向愈的表现。结合现有的脉象同前，继续给上方，再加夏枯草、桑白皮以增强清泻肝经郁热的力量。

三诊时，脉濡滑减，脉象变化说明病机也发生了变化，并且症状以胃疼为主，故这次病机考虑为：脾虚，升降失司，以至成为寒热错杂之证。故方选半夏泻心汤是非常应机的。

最后一诊，已无不适，脉沉滑减，上方加泽泻 10g，陈皮 10g，砂仁5g，以善其后。

### 【病例68】痹证（类风湿性关节炎）

赵某，女，29岁。

2014年8月8日初诊：类风湿性关节炎7年。2007年手指红肿疼痛，两膝肿痛，曾用免疫抑制剂激素等治疗，未见根本好转。现主症：四肢关节痛，痛处热，膝、踝、足大趾关节痛甚，易汗出，脱发，手足凉，左手湿疹，痒，两腕关节变形，关节僵硬。脉沉濡细数无力，舌暗。

证属：阳虚夹湿热。

法宜：温阳利湿。

方宗：桂枝芍药知母汤加味。

桂枝 12g，赤芍、白芍各 12g，当归 12g，白术 12g，知母 10g，蜈蚣

10条，炮附子40g（先煎），全蝎10g，防风12g，炙甘草6g，黄芪40g，炙川乌18g，土鳖虫12g，白花蛇1盘，桃仁12g，红花12g，黑蚂蚁12g，细辛8g。

3剂，水煎服，每日一剂。

2014年8月11日二诊：诉服药后，9日下午至夜间身热，不恶寒，无汗出，体温37.5℃，寐差，关节痛如前，纳差，大便不成形，入伏则持续身热，37.3～37.5℃之间，微冷，有汗，近2日无汗。脉沉弦细数，沉取阴弱两寸弦紧数，舌嫩绛少苔。

证属：脾肾阴阳俱虚，寒凝于上。

法宜：补益脾肾，宣散上焦之寒凝。

方宗：理阴煎合四君子汤、三拗汤。

熟地黄40g，党参15g，黄芪18g，当归15g，白术9g，麻黄6g，干姜6g，茯苓15g，桂枝12g，肉桂6g，炙甘草8g，白芍12g。

4剂，水煎服，每日一剂。

2014年8月16日三诊：症同上，只是盗汗减少，体温37.3℃～37.5℃，日晡潮热。昼热轻，月经衍期10余日。脉沉弦细数减，寸弦紧。

证属：脾肾虚，寒痹于上。

法宜：理肾阴，散寒痹。

方宗：理阴煎合麻黄附子细辛汤汤。

熟地黄30g，生地黄30g，当归12g，干姜6g，肉桂6g，炮附子15g（先煎），细辛7g，麻黄7g，桂枝12g，白芍12g。

9剂，水煎服，每日一剂。

2014年8月25日四诊：疼痛今晨已好，经多，未热，脉同上。上方加蜈蚣10条，全蝎10g，白花蛇1盘，12剂。

2014年9月13日五诊：下肢痛减轻，上肢痛未减，关节肿热已不著，体温正常。脉同上。上方加山茱萸30g，地龙15g，土鳖虫12g，14剂。

另马前子 0.6g，血竭 10g，乳香、没药各 10g，自然铜 10g，为末，分 28 次服。

2014 年 10 月 11 日六诊：痛减半，走动时痛作，膝以下凉，马前子加至每服 0.2g 服药未见不良反应。脉沉细濡减，两寸弦紧拘急，舌淡红齿痕，苔少。

证属：阴阳两虚，寒痹于上。

法宜：理阴温阳，散寒痹。

方宗：理阴煎合寒痉汤。

上方改附子 20g，细辛 7g，加炙川乌 12g，14 剂。

2014 年 11 月 7 日七诊：脉同上。

马前子服至 0.6g/ 天，痛加重，又减至 0.4g/ 天，痛减轻，痛减大半。汗已止，近一周偶有膝以下凉（自幼即凉）。

上方去生地黄，粉药同上，14 剂。

按：《金匮要略·中风历节病》："诸肢节疼痛，身体尪羸，脚肿如脱，头眩短气，温温欲吐，桂枝芍药知母汤主之。"

桂枝芍药知母汤方：

桂枝四两，芍药三两，甘草二两，麻黄二两，生姜五两，白术五两，知母四两，防风四两，附子二枚（炮）。

右九味，以水七升，煮取二升，温服七合，日三服。

李士懋教授认为，此方的主治病机是既有寒痹，又有湿热。此例病人根据其症状和脉象为沉濡细数无力，符合此病机，故用之。

二诊时，病人脉为脉沉弦细数，沉取阴弱两寸弦紧数，脉沉取阴弱为阴不足，两寸弦紧数为寒凝于上，故诊为：脾肾阴阳俱虚，寒凝于上，故方用理阴煎合四君子汤、三拗汤。

理阴煎：李士懋教授从《景岳全书》中发掘出来的一张古方，李士懋教授见景岳赞此方神效，因而不疑，起初李士懋教授将此方应用于长期高热不退，属于阴虚者，西医用抗生素、激素等方法屡治无效，甚至引起二重感染者。本方之功效为温补真阴，以阴虚为主，兼有脾肾阳虚，应用指征主要以脉为主，如果出现阴脉浮大动数，阳脉数而减者，可以应用此方。二诊时，脉沉弦细数，沉取阴弱两寸弦紧数，正好符合脾肾阴阳俱虚，以阴虚为主这样的病机，故用之。

麻黄附子细辛汤是李士懋教授常用的一张温阳散寒的方子，李士懋教授认为可以用于以下几种情况：①太少两感，表里双解；②寒邪真入少阴；③阴虚寒凝、纯无邪者；④甚至可以用于格阳戴阳。

其脉象是沉细微，或沉弦无力，沉细数无力，迟无力，或尺脉微，意同沉细微，皆肾阳衰之脉象也。另外再加上肾阳衰微的表现，如但欲寐，畏寒倦卧，厥逆背寒，呕吐下利，小便不利，头晕目眩等。

服用上方后，患者发热消失，经水已来。其肢体疼痛未有显效，故加入蜈蚣，全蝎，以增强通络止痛的效果。

五诊时，痛大减，脉未变，再加入土鳖虫，地龙，增加活血通络的功效，加入山茱萸以加强补益肝肾的作用。另外把自然铜，马前子，乳香，没药，血竭研末冲服。

六诊时痛减半，脉沉细濡减，两寸弦紧拘急，舌淡红有齿痕，苔少，是阴阳两虚，寒痹于上。

理阴煎合寒痉汤，加炙川乌。寒痉汤，是李士懋教授自己创制的一个方子，是由桂枝去芍药汤、麻黄附子细辛汤、止痉散三方相合而成。其应用指征是：痉、寒、痛。痉是指脉痉，寒是指有寒的表现，痛是指疼痛。凡是高血压、冠心病、肾病、胃肠病、风湿免疫病等，符合用方指征的，皆可用，应用是要结合辅汗三法，详细可参阅李士懋教授的其它著作。

在整个治疗过程中，随着病机的变化，脉亦变化，我们通过脉来分析病机，从而立法，进而处方用药，终获良效。

**【病例 69】痤疮**

李某，男，25 岁。

2013 年 10 月 21 日初诊：面部痤疮 6 年，鼻炎 2 年，晨起鼻部不适，流清涕，大便不爽，易急躁，干呕。脉沉弦濡滑数，舌暗红苔薄白。

证属：湿热阻滞，清阳不升。

法宜：清湿热，散郁热。

方宗：甘露消毒合升降散。

茵陈 8g，滑石 10g，浙贝母 10g，黄芩 8g，薏苡仁 10g，木通 10g，胆南星 10g，姜黄 8g，白蔻仁 8g，栀子 8g，栝楼 10g，蝉蜕 10g，藿香 8g，连翘 12g，清半夏 10g，大黄 6g。

7 剂，水煎服，每日一剂。

李士懋教授改为：脉沉弦滑数。

证属：三焦实热火毒。

法宜：泻火解毒。

方宗：黄连解毒汤。

黄连 12g，黄芩 10g，黄柏 6g，栀子 9g，紫草 30g，金银花 15g，辛夷 8g，白芷 7g，大黄 6g。

14 剂，水煎服，每日一剂。

2013 年 11 月 23 日二诊：药后痤疮减轻，鼻炎加重，偶干呕，脉沉弦滑数。上方加公英 30g，白鲜皮 10g，丹皮 10g，7 剂。

2013 年 11 月 30 日三诊：药后痤疮继减，鼻炎仍重。脉弦滑，左濡寸沉，舌红中后苔黄腻，于 10 月 28 日方加辛夷 10g，炒苍耳子 15g，7 剂。

2013 年 12 月 7 日四诊：药后痤疮减，鼻炎如故，气急。脉沉弦滑减，右尺动数，唇舌暗。

证属：中气不足，阴火下流。

法宜：补益中气，滋阴降火。

方宗：补中益气汤加大补阴丸。

黄芪 12g，党参 15g，当归 12，知母 6g，黄柏 6g，升麻 7g，炙甘草 7g，龟甲 30，陈皮 6g，柴胡 9g，炒白术 10g，熟地黄 30g，白芥子 10g，山茱萸 18g

7 剂，水煎服，每日一剂。

按：甘露消毒丹出自《医效秘传》卷 1，原书说："时毒疠气……邪从口鼻皮毛而入，病从湿化者，发热目黄，胸满，丹疹，泄泻，其舌或淡白，或舌心干焦，湿邪犹在气分者，用甘露消毒丹治之。"

王士雄在《温热经纬》卷 5 中说："此治湿温时疫之主方也……温湿蒸腾，更加烈日之暑，烁石流金，人在气交之中，口鼻吸受其气，留而不去，乃成湿温疫疠之病，而为发热倦怠，胸闷腹胀，肢酸咽肿，斑疹身黄，颐肿口渴，溺赤便闭，吐泻疟痢，淋浊疮疡等证。但看病人舌苔淡白，或厚腻，或干黄者，是暑湿热疫之邪尚在气分，悉以此丹治之立效，并主水土不服诸病。"

黄连解毒汤，在《医方集解》里这样解释：此手足阳明、手少阳药也。三焦积热，邪火妄行，故用黄芩泻肺火于上焦，黄连泻脾火于中焦，黄柏泻肾火于下焦，栀子泻三焦之火从膀胱出。盖阳盛则阴衰，火盛则水衰，故用大苦大寒之药，抑阳而扶阴，泻其亢甚之火，而救其欲绝之水也，然非实热不可轻投。

学生诊脉为沉弦濡数，李士懋教授诊为沉弦滑数，濡和滑一字之差，导致对疾病性质的认识发生变化，学生认为是湿热，方选甘露消毒饮，而李士懋教授诊为实热，方选黄连解毒汤。足可体现李士懋教授以脉诊为中心，平脉辨证的思辨体系。

2013 年 12 月 7 日四诊时，患者脉沉弦滑减，右尺动数，唇舌暗。病人此时述病情如下：药后痤疮减，鼻炎如故，气急。弦减为气不足，右尺动数为阴不足，结合患者表现，判断此时病机为：中气不足，兼有真阴不足。方选：补中益气汤加大补阴丸。

这里也反映李士懋教授的一个学术思想，随病机而变化的恒动观。我们在治疗过程中，何时守方？何时变方？如何守？如何变？以什么为根据，就是要以病机为根据，病机如此判断，李士懋教授就是平脉来定。

### 【病例70】痤疮，月经不调

郝某，女，26岁。

2013年11月9日初诊：入夜身冷、手足凉2年余，冬季明显，喜暖，月经量少，2日净，色暗有血块，行经小腹凉，末次月经10月28日，痤疮满颜，下颌重，经前加重，便秘，2日1行。脉沉滑数

证属：痰热内郁。

法宜：火郁发之。

方宗：升降散加减。

僵蚕12g，蝉蜕7g，栀子12g，姜黄10g，大黄5g，紫草18g，公英30g，连翘15g。

7剂，水煎服，每日一剂。

2013年11月16日二诊：经后手足凉减轻，大便正常，痤疮如前。脉弦濡滑数，舌暗少苔。

证属：肝经湿热。

法宜：疏肝清湿热。

方宗：四逆散合白头翁汤。

柴胡8g，枳实6g，白芍8g，炙甘草5g，白头翁10g，黄芩8g，羌活8g，生蒲黄10g，紫草18g，土茯苓12g，皂刺9g，连翘18g。

14剂，水煎服，每日一剂。

2013年12月7日三诊：手足凉好转，月经量增多，带经4天，痤疮除下颌外已无新生，现口干，便干。脉弦滑濡数，舌暗红少苔。

证属：湿热内蕴。

法宜：清透郁热，利湿解毒。

方宗：银翘散合升降散加减。

黄连6g，黄芩10g，牛蒡子10g，甘草3g，栀子10g，桔梗10g，元参10g，板蓝根10g，柴胡9g，竹叶3g，升麻6g，僵蚕10g，连翘10g，薄荷3g，白芷6g，皂刺15g，薏苡仁30g，

14剂，水煎服，每日一剂。

按：初见上述症状一派阳虚寒凝之象，其脉应沉而无力，然诊其脉沉滑数，沉主里，气血郁于内不能外达以鼓荡血脉，故脉沉；数主热，热郁于内，不肯宁静，激扬鼓荡血脉，故脉数；热邪阻遏，气血欲行而与热邪搏击，则激扬气血，故脉滑。故而脉沉滑数为热盛于内，欲鼓荡气血外越之象。既是热盛于内，为什么表现为阴寒之象呢？盖因感受外邪，阳气为之郁闭于内，不得外达，李中梓云："此证虽云四逆，必不甚冷，或指头微温，或脉不沉微，乃阴中涵阳之证，唯气不宜通，是为逆冷。"故治宜宣散透邪，调畅气机。方用升降散加清热凉血之品兼治痤疮。

《伤寒瘟疫条辨》："是方以僵蚕为君，蝉蜕为臣，姜黄为佐，大黄为使，米酒为引，蜂蜜为导，六法俱备，而方乃成。僵蚕味辛苦气薄，喜燥恶湿，得天地清化之气，轻浮而升阳中之阳，故能胜风除湿，清热解郁，从治膀胱相火，引清气上朝于口，散逆浊结滞之痰也；蝉蜕气寒无毒，味咸且甘，为清虚之品，能祛风而胜湿，涤热而解毒；姜黄气味辛苦，大寒无毒，祛邪伐恶，行气散郁，能入心脾二经，建功辟疫；大黄味苦，大寒无毒，上下通行，亢盛之阳，非此莫抑……盖取僵蚕、蝉蜕，升阳中之清阳；姜黄、大黄，降阴中之浊阴，一升一降，内外通和，而杂气之流毒顿消矣。"原方大黄量最大，李士懋教授将其减为5g，意在防其量大致腹泻，小量用之达到通行之目的即可。

紫草、蒲公英、连翘为清热解毒，消肿散结要药，以治痤疮之标。全

方合用共奏清透郁热，消肿散结之功。

二诊脉弦濡滑数，濡主湿，湿为阴邪，其性濡，湿盛者，大筋软短，血脉亦软，故脉濡；弦为肝之常脉，然常脉当弦长和缓，今脉弦而濡滑数为湿热阻遏，气血不得宣发敷布，脉失气血之温煦濡养而弦，故治以疏肝解郁清热，用四逆散合白头翁汤加减。

四逆散方中取柴胡入肝胆经，升发阳气，疏肝解郁，透邪外出。白芍敛阴养血柔肝，与柴胡合用，以补养肝血，条达肝气，可使柴胡升散而无耗伤阴血之弊。枳实理气解郁，泄热破结，与柴胡为伍，一升一降，加强舒畅气机之功，并奏升清降浊之效；甘草调和诸药，益脾和中。综合四药，共奏透邪解郁，疏肝理脾之效，使邪去郁解，气血调畅，清阳得伸，四逆自愈。

白头翁汤出自《伤寒论》第371条："热利下重者，白头翁汤主之。"373条："下利欲饮水者，以有热故也，白头翁汤主之。"

白头翁二两（苦寒），黄连（苦寒）、黄柏（苦寒）、秦皮（苦寒）各三两。

右四味，以水七升，煮取二升，去滓，温服一升；不愈，更服一升。

此证的病机为，肝经的湿热下迫大肠而致下利。湿热阻滞大肠气机而出现下重。白头翁苦寒，泻热凉血；秦皮苦寒，清肝胆、大肠之湿热；黄连、黄柏清热燥湿，四药合用，共奏清热燥湿、凉血解毒、坚阴止利的功效。

李士懋教授加紫草、土茯苓、皂刺、连翘以清热凉血解毒、软坚散结治痤疮。

三诊症状好转，脉仍有湿热郁闭之象，故用清热散郁之品以善后。

综观治疗全过程，体现了李士懋教授平脉辨证、四诊合参的特点。

**【病例71】泄泻，月经不调（结肠炎，月经不调）**

戎某，女，16岁。

2013年5月17日初诊：腹痛肠鸣，矢气频，上午腹泻2次，断续腹痛，疲乏，活动后加重，脐周有色素沉着3年余。月经量多，多血块，经前小腹痛，行经时腹痛剧，经净3天后小腹痛缓解，末次月经为5月3日。脉沉弦滑数，舌可。

证属：湿热阻滞中焦。

法宜：清热利湿。

方宗：四逆散合升降散。

柴胡9g，枳实10g，僵蚕12g，姜黄9g，白芍12g，炙甘草6g，蝉蜕6g，

7剂，水煎服，每日一剂。

2013年5月24日二诊：腹痛减轻，发作时间缩短，肠鸣矢气除，便溏，每日1次，便后腹痛，疲乏，多汗。脉弦滑数减，舌嫩红苔可。上方加葛根12g，黄连8g，7剂。另加锡类散内服。

2013年5月31日三诊：30日行经，腹痛较剧，量多有血块，肠鸣，大便软，便后仍腹痛，程度减轻。脉沉弦滑稍数减。舌红苔可。

证属：肝郁血虚，脾失健运。

法宜：疏肝解郁，养血健脾。

方宗：逍遥散。

当归10g，白术10g，柴胡7g，白芍10g，茯苓12g，薄荷6g，香附12g，延胡索12g，生姜6g，大枣4g

7剂，水煎服，每日一剂。

2013年6月14日四诊：偶有肠鸣腹痛，较前减轻，疲乏汗出，大便不成形，每日1次。脉濡滑减，舌嫩红少苔。

证属：脾胃气虚，湿滞中焦。

法宜：健脾和胃，理气止痛。

方宗：香砂六君子汤。

党参 12g，茯苓 12g，陈皮 6g，木香 5g，黄芪 12g，苍术 10g，白术 10g，半夏 9g，砂仁 5g，炙甘草 8g，葛根 12g。

7 剂，水煎服，每日一剂。

2013 年 6 月 21 日五诊：疼痛轻微，大便 3 日 1 行，汗出减轻，仍疲乏，脐周仍有色素沉着，上方加羌活、独活各 8g，脉濡滑减，舌嫩红少苔。

7 剂后原方又加减服七十余剂，病获痊愈。

按：本例患者有三组症状，一是消化道不适；二是痛经；三是脐周色素沉着。其脉为沉弦滑数，舌可，结合症状，可判断弦为气机郁滞，滑数为郁热在里。故用四逆散来散阳气的郁滞，升降散来清在里的湿热。四逆散，出自《伤寒论》，原方是治疗少阴阳郁而导致的四逆，在这里合升降散来治疗因气滞而致的湿热内蕴，是非常巧妙的结合。并且二诊效果也证实辨证和处方的正确。

三诊时消化道症状基本好转，唯痛经仍有，脉沉弦滑稍数减。舌红苔可。脉沉弦为肝郁，减为脾虚，正好符合逍遥散的病机，故用之。

逍遥散出自《太平惠民和剂局方》："治血虚劳倦，五心烦热，肢体疼痛，头目昏重，心悸颊赤，口燥咽干，发热盗汗，减食嗜卧，及血热相搏，月水不调，脐腹胀痛，寒热如疟，又疗室女血弱阴虚，荣卫不和，痰嗽潮热，肌体羸瘦，渐成骨蒸。"李士懋教授总结其病机为肝郁脾虚。

四诊时脉濡滑减，舌嫩红少苔，患者偶有轻微肠鸣腹痛，疲乏汗出，大便不成形，日 1 次，结合脉象可诊为中气不足。因疾病的表现在肠胃，脉濡主湿，减主阳气不足，所以（立）法宜补益中气。

以后的治疗过程中，因脉象大体没有变化，也就是病机没有变化，而在原方的基础上加减治疗。这也是李士懋教授平脉辨证的学术思想的具体应用。

**【病例72】湿疹，痤痱（湿疹，痤疮）**

王云，女，24 岁，中医学院学生。

2014 年 4 月 28 日初诊：湿疹、痤痱 4 年，经治疗后减轻，平时夏天重。现症：后发际、外阴痒，无丘疹，面部痤疮，个小如痱，怕热。脉沉弦（濡数）。

证属：湿热郁内，寒束于外。

法宜：外解寒束，内清湿热。

方宗：麻黄连翘赤小豆汤。

麻黄 6g，连翘 12g，赤小豆 30g，桑白皮 10g，杏仁 12g，甘草 6g，生姜 3g，大枣 6g。

上方加减服 21 剂。

2014 年 6 月 16 日二诊：湿疹已消失，面部痤疮经前一周出现，经后自然消失，月经正常。脉沉弦细数减。

柴胡 8g，黄芩 9g，半夏 6g，炙甘草 6g，党参 6g，蒲公英 15g，连翘 15g，郁金 8g，川楝子 8g，泽兰 15g。

7 剂，水煎服，每日一剂。

2014 年 6 月 30 日三诊：无不适，脉沉弦细数减。上方继服 7 剂。

按：此病例的脉象是沉弦濡数，沉主里，弦主寒，濡主湿，数主热，故此病的病机为：内有湿热，外有寒束。

麻黄连轺赤小豆汤，方出《伤寒论》"伤寒瘀热在里，身必发黄，麻黄连轺赤小豆汤主之"。

麻黄连轺赤小豆汤方

麻黄二两（甘温，去节），赤小豆一升（甘平），连轺二两（连翘房也，苦寒），杏仁四十个（甘温，去皮尖），大枣十二枚（甘温），生梓白皮一升（苦寒），生姜二两（辛温，切），甘草二两（炙，甘平）。

以上八味，以潦水一斗，先煮麻黄，再沸，去上沫，内诸药，煮取三升，分温三服，半日服尽。

此方是一个表里双解的方子。其治疗的病机为：表未解，阳郁化热，不得外越，与湿相抟，熏蒸于内，而发黄。方以麻黄、生姜、杏仁宣肺解表利尿，使得郁热外透，连翘散热结，赤小豆、生梓白皮清利湿热。

湿毒清胶囊，主要成分：地黄、当归、丹参、蝉蜕、苦参、白鲜皮、甘草、黄芩、土茯苓。功能主治：养血润燥，化湿解毒，祛风止痒。本品用于皮肤瘙痒症属血虚湿蕴皮肤证者。

二诊、三诊时，症状减轻，但是脉没有变化，故病机没有化，加蒲公英、薏苡仁以增强清利湿热的作用，将连翘加到20g，以增强清热解毒之功。

继而症状消失，脉象变为脉沉弦细数减，弦减为不足之脉，但到不了弱的程度，也是李士懋教授在临床上总结的一个创新的脉象，是阳不足的表现；细数，为阴不足的表现，综合看来，是阴阳不足，符合少阳证的特征，故改用小柴胡汤加入清热利湿之品。

### 【病例73】带下病（阴道炎）

张某，女，26岁，石家庄市。

2013年11月30日初诊：产后4个月，阴道炎，由产时侧切引起，红肿痛，用西药洗后现已不痛。现红，带下多，色淡黄，有异味，大便干，小便可。脉濡数，舌尖红苔少。

证属：下焦湿热。

法宜：清热利湿。

方宗：八正散加减。

川木通3g，车前子10g，扁蓄10g，滑石10g，生甘草8g，连翘6g，瞿麦 10g，栀子 10g，酒大黄 3g。

李士懋教授批改：脉弦，沉取阳减尺弦。

证属：阳虚，阴寒上乘。

法宜：温补中阳。

方宗：补中益气加温阳之品。

生黄芪 12g，党参 12g，茯苓 15g，炮姜 6g，白术 10g，当归 12g，柴胡 9g，升麻 7g，肉桂 6g，炮附子 12g（先煎）。

3 剂，水煎服，每日一剂。

2013 年 12 月 2 日二诊：带下减少多半。红亦减轻，痒亦减轻，异味除，服药第一剂脸红。服第二剂面色恢复正常，药仍剩余一剂半。脉弦稍数减，尺弦已不著。上方 7 剂。

2013 年 12 月 7 日三诊：服药一剂半症状大减，脉弦略数，按之减，续服上方 7 剂。

按：八正散方出自《太平惠民和剂局方》卷 6，原书说："治大人、小儿心经邪热，一切蕴毒，咽干口燥，大渴引饮，心忪面热，烦躁不宁，目赤睛疼，唇焦鼻衄，口舌生疮，咽喉肿痛。又治小便赤涩，或癃闭不通，及热淋、血淋，并宜服之。"

《医略六书·杂病证治》卷 7："热结膀胱，不能化气而水积下焦，故小腹硬满，小便不通焉。大黄下郁热而膀胱之气自化，滑石清六腑而水道闭塞自通，瞿麦清热利水道，木通降火利小水，萹蓄泻膀胱积水，山栀清三焦郁火，车前子清热以通关窍，生草梢泻火以达茎中。为散，灯心汤煎，使热结顿化，则膀胱肃清而小便自利，小腹硬满自除矣。"并说："此泻热通闭之剂，为热结溺闭之专方。"而且历来人们也认为此方是治湿热下注而致淋证的专方。

此例患者，表现为带下，脉濡数，濡主湿，数主热，虽然是妇科的带下疾病，但是因其有湿热下注的病机，学生也用了八正散加减治疗，思路不可谓不巧。

但是李士懋教授诊脉为弦，沉取阳减尺弦，证属阳虚，阴寒上乘，方宗补中益气加温阳之品。脉象不一样，分析的病机也不一样，从而导致治法的大相径庭。

或有人问，患者表现为阴道炎，阴道红，带下多，色淡黄，有异味，大便干，一派热象，可以用温补的药吗？当然可以，因为病人的脉象是弦，沉取阳减尺弦，弦是寒盛，且弦为阳不足，并且沉取阳减，所以此患者病机为阳不足，正需要温补。

那患者的热象如何解释？李士懋教授认为，此为阳虚不能升提，导致脾湿下流，阴火闭塞其间而生热，阳虚为本，热象为标，故在治疗的时候，求其本，而用温补提升阳气的方法，补中益气。李士懋教授对阴火的认识也相当深刻，可参考李士懋教授的相关著作。

三日后再诊，患者诉带下减少大半，红亦减轻，痒亦减轻，异味除，服药第一剂脸红，服第二剂面色恢复正常。从表现上已大为好转，此时脉弦稍数减，尺弦已不著，亦为好转的迹象。服药后脸红，为邪气去，正气复的表现，是病愈的一个征象。

# 第九章 其他类型医案研究

按疾病性质分类的方法，必然会遗漏许多精彩的病例，故在这本章增加几个李士懋教授治疗其他类型的病例，供大家赏析。

## 【病例74】胁胀（功能性消化不良）

张某，女，68岁。

2013年3月23日初诊：夜寐口苦16年，伴口臭，食后腹满难下，常须服消化药或拔罐方可，易疲劳3年。寐便可，舌可，脉弦濡滑略数。

证属：湿热熏蒸。

法宜：利湿化浊，清热解毒。

方宗：甘露消毒丹加减。

茵陈15g，白豆蔻7g，藿香12g，黄芩10g，滑石15g，枳实8g，连翘9g，川木通7g，石菖蒲9g。

7剂，水煎服，每日1剂。

2013年3月30日二诊：诸症如前，补述时烘热，但不出汗。舌红，脉弦濡滑。上方加焦槟榔8g，佩兰15g，14剂，水煎服。

2013年4月13日三诊：口苦减轻一半，口臭亦轻，仍腹满，易疲劳。舌尖红，脉弦濡滑。上方加泽泻10g，改焦槟榔12g，14剂，后未再诊。9月随访效果明显。现治疗肝病。

按：此例脉弦濡滑略数，弦主气机不畅，濡滑数乃湿热阻遏之象。故断为湿热，湿热之邪熏蒸于上故而口苦、口臭，且夜间阳入于里更助其热；湿热黏滞阻遏中焦气机，则食入不下；湿邪最伤阳气，且使气机不畅，阳气不能通达而易疲劳。

湿热之邪不可纯用寒凉，有郁伏气机之虞，治当以清利化透并施之，故方用甘露消毒丹，此方出自《温热经纬》本方由飞滑石、绵茵陈、淡黄芩、石菖蒲、川贝母、木通、藿香、射干、连翘、薄荷、白豆蔻诸药组成，神曲糊丸。用于湿温初起，邪在气分，湿热并重，症见身热倦怠，胸闷腹胀、肢酸咽痛，身黄颐肿、无汗烦渴等。有利湿化浊，清热解毒之功。

湿热之邪侵入人体，如油入面，最难拔出，需要耐心。李士懋教授临床凭脉辨证，脉不变，证亦不变，本例二诊不效，非但守方不变，反更加畅中化浊之品，方由 7 剂变为 14 剂。李士懋教授告诉我们，治病有时就像蒸馒头，火候不到，馒头熟不了，既有见识又有定力。

另外还有几点需要注意。首先，濡脉偏软，临床中稍不注意易断为无力之象。其次，湿邪最伤阳气，故脉如在有力无力之间时，试加益气之黄芪、温通之附子，扶助正气，可有助于湿邪的去除，所谓"邪之所凑，其气必虚"，但如果脉很有力，则要慎用。

### 【病例 75】心悸

杨某，女，40 岁。

2012 年 3 月 23 日初诊：间断心悸 1 年，伴乏力，眼肿，腿肿，多梦，饮食正常，二便正常，脉沉滑数，舌可。

证属：痰热气滞。

法宜：理气清热化痰。

方宗：黄连温胆汤。

黄连 10g，半夏 10g，枳实 9g，竹茹 10g，茯苓 15g，石菖蒲 9g，胆南星 10g，栝楼 18g。

14 剂，水煎服，每日 1 剂。

2012 年 4 月 7 日二诊：脉同上，舌可。诸证均减，咽痒，上方加栀子12g，以加强清透热邪之力，14 剂。

2012 年 4 月 20 日三诊：脉沉弦滑数，舌可。诸证均减，胫已不肿，咽不痒，即刻血压 120/90mmHg，氯化钾缓释片已停 10 天。上方加僵蚕12g，蝉蜕 8g，川芎 5g，姜黄 12g。因脉沉，沉主气，乃痰热将气机壅遏于里之象，李士懋教授取升降散，更利于透热于外，如此痰化热透，则气机得以畅达。14 剂，水煎服。

2012 年 7 月 30 日，电话随访，在省二院复查 B 超，心脏已不大，瓣膜关闭完全，症状偶有，可自行缓解。

按：此例患者仅凭症状易诊断为阳虚水泛，笔者在当时就带着这个思维去诊脉的，结果诊为弦数无力，证属肾虚水泛，法宜益肾温阳、利水，方宗金匮肾气丸。

此例患者笔者的诊断有误，就是把沉取有力的脉象认作无力，是原则性的错误，从而导致治法处方的错误。李士懋教授的学术思想有六大特点，其中首分虚实是关键，即是根据脉象的沉取有力无力来区分，这是诊断的大方向的问题，尤为关键。我们临证中，脉象明显的尚好鉴别，有些脉象有力无力不太明显，在诊断时就有一定难度，需要我们在临证中多体会。

李士懋教授临床辨证论治方法共分六点：①以中医理论为指导；②以脉诊为中心辨证论治；③胸有全局；④首分虚实；⑤动态辨证；⑥崇尚经方。第四点即为首分虚实，李士懋教授从临床实践出发，认为以虚实为纲具有普适性、实用性，无论何病皆可首分虚实。古人对此亦有论述，如《素问·调经论》"百病之生，皆有虚实"；张景岳说"千病万病不外虚实，治病之法无逾攻补"。同时古人也提出辨识虚实的方法，如《灵枢·经脉》曰"其虚实也，以气口知之"；《灵枢·顺逆》曰"脉之盛衰者，所以候气血之有余不足"；仲景《伤寒论》曰"脉当取太过与不及"；景岳说"欲察虚实，无逾脉息"。

李士懋教授提出虚实之辨首重于脉，又进一步指出诊脉关键在于沉取有力无力，沉取有力为实，无力为虚。这一要领也是我们跟随李士懋教授学习临床首先要重点掌握的。虽说脉的沉取有力无力为虚实之辨，但在临床上要真正掌握尚需一定磨练，沉取明显有力或无力的脉尚好辨认，但是不太明显脉就易出问题，虚实之变出问题，整个诊断的大方向就会受到影响。

影响辨别虚实的因素，大体有如下几条：①是注意力不集中，未能体会清楚脉象；②是下指过快，一下把脉掐死了，实脉变成虚脉；③患者来时匆匆，或心情紧张，致使脉息未定，影响虚实；④因患者肥胖或桡动脉走行异常等导致脉体的不清晰，影响虚实的判定；⑤虚实很不明显的脉最难辨认；⑥诊脉之前先入为主，预先判定是何脉象，就怎么摸都像这个脉。

## 【病例76】

齐某，男，44岁。

2012年7月27日初诊：易疲劳数年，晨起头昏，口干苦，少气懒言。冬季怕冷，纳食一般，怕凉，进食补药上火，寐时可时差，大便两日一行。舌稍暗，脉弦拘减。

证属：肝阳虚。

法宜：温补肝阳。

方宗：乌梅丸。

乌梅10g，桂枝10g，炮附子12g（先煎），细辛6g，当归12g，党参

12g，川椒 6g，干姜 6g，黄连 9g

7 剂，水煎服，每日 1 剂。

2012 年 8 月 3 日二诊：药后诸症如前，舌稍暗，脉弦减。上方加生黄芪 12g，柴胡 7g，改桂枝 12g。14 剂，水煎服。此后直到 2012 年 9 月 14 日四诊，疗效不著，李士懋教授诊脉弦无力，尺弦细，于 7 月 27 日初诊之方加仙茅 15g，仙灵脾 12g，肉苁蓉 15g，生黄芪 15g。

2012 年 10 月 1 日五诊：诸症明显减轻，此后以此方加减，继服两月余，终获痊愈。

按：此患者以易疲劳为主诉，伴有口干苦，怕食凉，食补药上火，寐时差，舌稍暗，脉见弦拘减，弦主肝之病，拘乃脉欠舒缓，主寒，减为不足，故断为肝阳虚，经曰：肝为罢极之本。肝阳虚故易疲劳，少气懒言，此亦是现代所说的亚健康状态；肝虚则阳不升，证见口干，头昏；肝中内寄相火，肝虚则相火疏泄不利，郁而化热，口苦，寐易醒。治以乌梅丸温补肝阳。此例诊断清晰，治法用药合理，理当迅速取效，然服药月余，其效不著，笔者等学徒私自心下动摇，思李士懋教授当变法更方为妥，不料，李士懋教授仅在一诊处方加数味补肾之品，即峰回路转，获效于数日。本案对我有很大启迪，李士懋教授告诉过我们秦伯未老先生的话，一个成熟的医生，临床处方，既要守得住，又要变得活。在此案中，肝阳馁弱的病机确定，虽 20 余剂不效，亦能守方不变，同时又善于在细节上找问题，依尺脉弦细，发现隐藏在下面的肾阳虚，不能温煦肝阳，进而加强补肾阳之品，所谓"治病必求于本"。此例既是肾阳不足而水寒，肝阳出自肾水，水寒则肝阳不温而馁弱；其实寐差可能亦有肾水不能上济心火的因素，而不全是肝经郁火扰心之象。

故而临床之要在守方变方的协调统一，既不能蛮守，亦不能乱变，而在乎明理，明乎阴阳升降变化之道，此中关键亦在乎知脉。

《伤寒论》最难理解的就是厥阴病篇，乌梅丸一方出自《伤寒论》厥阴病篇，乃厥阴主方，因条文中讲的是治疗蛔厥、主久利，遂被后世湮没为驱蛔、止泻之方，惜哉。李士懋教授精研伤寒，读书临床颇能发皇古义，李士懋教授认为厥阴的生理特点为："肝主春，乃阴尽阳生之脏，寒乍退，阳始生，犹春之寒乍尽，阳始萌。阳气虽萌而未盛，乃小阳、弱阳。若春寒料峭，则春之阳气被戕而不升，生机萧索；若人将养失宜，或寒凉克伐，或药物伤害，皆可戕伤肝始萌之阳而形成肝寒。肝寒则相火内郁，于是形成寒热错杂。"并有寒化、热化两途；寒热进退、阴阳转化是特点。温病学说补充其不足，提出肝阴虚、肝风内动、肝火旺。李士懋教授提出伤寒论中"厥阴病的实质是肝阳馁弱，形成寒热错杂之证，肝阳馁弱，则肝用不及，失其生发、疏泄、畅达之性，因而产生广泛的病证"的论断，不仅为当代通篇理解《伤寒论》的精义做出贡献，亦大大开拓了乌梅丸的临床使用范围。在乌梅丸的使用上，总结了肝主疏泄的十方面功能，提出执简御繁的乌梅丸应用指征：①脉弦按之减，此即肝馁弱之脉。弦脉亦可兼濡、缓、滑、数、细等，只要弦而按之无力，统为肝之阳气馁弱之脉；②症见由肝阳虚所引发的症状，只要有一二症即可。笔者在临床依法使用，治愈很多疑难怪病。

李士懋教授不仅为乌梅丸提出了使用指征，也为很多《伤寒论》《金匮要略》的方子提出了使用指征，这为中医临床实用标准化建设做出了不可磨灭的贡献。李士懋教授认为《伤寒论》中讲了很多标准的问题，如能从标准的角度去认识伤寒论，是非常有益的。尤以脉证为主，特别是脉，仲景在篇名上都冠以"辨某某病脉证并治"既是此意，继承和发扬仲景的学术思想，就是要掌握张仲景的以脉诊为中心的辨证论治方法，这是从古至今中医的旗帜。

### 【病例77】嘈杂

栗某，男，50岁。

2012 年 8 月 20 日初诊：烧心 1 年余，多在早晨十点出现，食多、食凉后明显，偶头晕，疲劳后加重，尿不净、不利，易右胁不适，大便不成形。脉沉弦拘、舌暗、苔白。

证属：阳虚寒客胃肠。

法宜：温阳散寒，燥湿行气。

方宗：五积散加减。

麻黄 6g，苍术 7g，桔梗 6g，白芷 7g，川芎 7g，当归 12g，枳实 8g，桂枝 12g，炙甘草 6g，厚朴 9g，郁金 10g，生姜 2 片，炮姜 6g，陈皮 6g，生黄芪 12g 川木通 6g，炮附子 12g（先煎）。

7 剂，水煎服，每日一剂。

2012 年 8 月 27 日二诊：患者称药后烧心诸证明显减轻，脉沉弦拘，改苍术为 9g，去川木通。前后服药二十余天，基本痊愈。评价为佳。

按："烧心"之证，乃临床脾胃病患者常见症状，根据文献介绍，烧心是指胸骨和剑突下的烧灼感。主要由于炎症或化学刺激作用于消化道黏膜而引起。不知为何，中医学对本证的论述较少。目前一些书刊中也少有论述。如《中医症状鉴别诊断学》《实用中医内科学》《简明中医辞典》《中医名词术语选择》均未论及本症。仅《中医词释》一书，把烧心解释为"胃酸过多引起的上腹部烧灼感"，河北省中医院刘启泉教授通过临床观察，发现烧心与胃酸多少并无明显关系。《中医词释》认为烧心的中医病因有热、气、瘀、虚 4 种。热有实热、湿热、虚热之分；气有气滞、气逆之别；虚有胃阴虚、肾阴虚之异。总之很少有关于寒、寒湿引起烧心的说法，一般情况下，临床见到烧心更多认为与热、火、阴虚等有关，很少见到关于寒证的"烧心"，但往往因为主诉是"烧心"而被主观地认为是热证或气滞热郁化火。需要在临床引起注意。此例一开始我听到患者叙述病情时头脑中也习惯性地浮现火、热、阴虚诸条。但随即又转为凭脉辨证思维，因为这些年跟随李士懋教授学习诊脉看病，已养成诊脉后再下结论的习惯。李士懋教授临床50余年，学术特点以脉诊为中心辨证论治，以脉定证，以脉解证。往往能从虚实不同、寒热错综的复杂症候发现疾病的本质。我们跟随李士懋教授学习诊脉数年，对此深有体会。李士懋教授将弦拘紧之脉定为痉脉，主寒邪闭郁经脉，治当温阳散寒或发散寒邪。根据李士懋教授之脉法，该患者的弦拘脉指脉象拘紧不舒缓，主寒邪闭郁之证，无力主虚，且该患者以烧心为主症，病位在胃肠，故断为阳虚，寒客胃肠，李士懋教授修改为沉弦拘，沉主里、弦拘主寒，当属寒客胃肠，且可以脉象解释诸证：寒客胃肠，故导致脾土之清阳不升，戊土之胃火不降，郁于中土，"积阴之下必有伏阳"，故而心下烧灼；上午乃清阳上升时段，清阳该升不升则不能上充清窍，则上午多见头晕；食多、食凉致使脾运不及、疲劳则脾阳馁弱，故症状加重。脾阳左升，胃土右降，气降不及，右胁郁而不适；寒闭中土，湿浊内生，注于膀胱水渠而小溲不利，渗于大肠谷道则便不成形。舌暗是阳运不畅之象，苔白为寒闭湿阻之征。弦乃气滞之征。故依脉为主断为寒客胃肠，夹湿，法宜温阳散寒、燥湿行气；方拟五积散加减。

《内经》说："病人身大热，反欲得衣者，热在皮肤，寒在骨髓也；身大寒，反不欲近衣者，寒在皮肤，热在骨髓也。"所以任何疾病的症状都可能有虚实寒热两面性。故寒证、寒湿证引起的"烧心"同样存在于临床，往往因为"烧心"的主诉而被认为是热证、气滞，本例即使是热证也是真寒假热证，属寒湿闭阻郁热内生，如究其真伪就必须凭脉。正如《内经》所言："善诊者，查色按脉，先别阴阳，审清浊，而知部分；视喘息，听音声，而知所苦；观权衡规矩，而知病所主；按尺寸，观浮沉滑涩，而治病所生。以治则无过，以诊则不失矣。"李士懋教授平素治学严谨，之后对患者随访跟踪，疗效稳定，患者满意。

**【病例 78】不寐**

武某，女，75 岁。

2012 年 10 月 5 日初诊：间断头晕 40 年，伴左胸部痛，针刺样，后背胀，心慌、心悸 10 余年，失眠，每晚睡 2～3 小时，心易怵惕，闻声则惊。纳可，便溏。每日两次。脉弦硬涌促，舌可。

证属：肝肾阴虚，阳气浮动。

法宜：滋阴潜阳。

方宗：三甲复脉汤加减。

生龙骨 30g（先煎），生牡蛎 30g（先煎），龟甲 30g（先煎），鳖甲 30g（先煎），干地黄 15g，生白芍 15g，沙参 18g，炒枣仁 30g，阿胶 12g（烊化），炙甘草 9g，山茱萸 15g，炙百合 18g。

7 剂，水煎服，每日 1 剂。

2012 年 10 月 12 日二诊：脉弦劲涌促，舌可，证减。上方 14 剂。

2012 年 10 月 26 日三诊：脉弦硬涌促，舌可。证略减，次日又心慌，早搏出汗，腿软，但较以前程度略轻，寐差、胆小、怕声音、头晕、口干夜甚，即刻血压 178/70mmHg。上方加丹皮 12g，黄芩 7g，7 剂，水煎服。

2012 年 11 月 2 日四诊：脉弦硬涌略数，未见早搏。舌淡红。近日心慌、怕声音，寐差均减，血压易波动。血压：168/72mmHg。上方加龙齿 15g，夏枯草 12g。7 剂。

2012 年 11 月 9 日五诊：脉弦涌促，舌可苔白。心慌减轻，寐改善，仍怕声音，口干除，血压：150/70mmHg。依 10 月 5 日方加山药 15g，7 剂。

2012 年 11 月 23 日六诊：脉弦涌硬，舌可。整体病情减轻，时感心慌，便溏。血压：210/85mmHg。上方 14 剂。

2012 年 12 月 7 日七诊：脉弦涌硬促，舌可。证减，偶心慌，便溏，每日两次，纳寐可，血压：160/80mmHg，上方加龙齿 15g，14 剂。

2012 年 12 月 21 日八诊：脉弦滑涌促，硬象减，舌可苔白。证减，上方 14 剂。

2013 年 1 月 4 日九诊：胸痛、惊怵减，偶不适，多与活动有关。寐差、便溏，血压：180/80mmHg 阳浮于上，必虚于下，继服上方，14 剂。

2013 年 1 月 18 日十诊：脉弦劲涌，舌可。偶心不适减轻，寐时差。用 10 月 5 日方加丹参 15g，14 剂。

2013 年 2 月 1 日十一诊：脉弦硬，左尺不足，右尺动数，舌可。近日寐差，3 小时，偶心慌，便溏日 2 次，昨日头迷糊，持续 2 小时，血压：160/70mmHg。上方加龙齿 30g，乌梅 7g。另加珍珠粉 2g，辰砂 1.25g，分50 次服，日 2 次。

2013 年 2 月 25 日十二诊：脉弦硬涌数，左尺弦细，舌可。药后全身状况改善。即刻血压：170/70mmHg，上方加炙甘草 5g，改生地黄 25g。

按：证见头晕、心慌、胆小、口干夜甚，不寐，左胸部针刺样痛，后背胀，早搏，便溏，每日 2 至 3 次，脉弦硬涌动而促，脉弦主肝，硬为阴亏，涌动为阴亏不能制阳而阳气浮动，促乃阴虚，脉力不及。肝肾阴虚，肝阳上亢故头晕，肝风走窜心经则心神不安而心慌，怵惕，后背胀；阳亢不潜，难入于阴故不寐；肝主疏泄，肝风内动则疏泄太过而便频。故治以三甲复脉汤以滋阴潜阳、平肝息风。方用龟甲、鳖甲、龙骨、牡蛎以潜阳导下；以地黄、山茱萸、阿胶、酸枣仁、白芍补肝肾之阴，敛肝肾之精；佐以百合、沙参安神、养肺阴以生肾水。

三甲复脉汤之方虽首见于《温病条辨》，但却肇始于《伤寒论》之炙甘草汤，乃吴鞠通补仲景之未备，将其改造用于温病后期肝肾阴伤的治疗中，李士懋教授洞察人体阴阳进退之理，于临床上灵活地将温病之养阴潜阳名方运用于内伤杂病的治疗中，屡获良效。现以临床实例将李士懋教授之经验介绍给大家。三甲复脉汤治疗阴虚阳亢之证疗效显著，亦适用于西医之多种疾病中之属阴虚阳亢证者。其临床使用指征分为两类，一是脉象：①脉弦细而数；②尺脉旺，此为阴不制阳，而相火旺；③阳脉浮大而虚，尺细数，此阴亏阳浮。脉硬而涌亦是阴亏阳浮之象。二是症状，可由肝肾阴虚解释的症状：如发热动血、中风、目干涩痛、耳鸣头晕、失眠、心神不宁、心动悸或痛、痉挛转筋等。

鉴别脉象：一主要是水饮内蓄，脉象偏弦，且鼓指于下，类似涌动之象，但重按减或无力；二是洪脉，脉象洪大，类似涌动，但脉体尚柔，且有大热、大渴、大汗三大证鉴别；三是虚大浮数，此乃阳气虚，虚阳浮动，法当培土制之；四是弦细数有力，乃阴虚有热，当用一贯煎之类；五是弦细数有力，但寸脉旺，乃水亏于下，阳浮于上，当泻南补北，用黄连阿胶汤。提出临床的鉴别诊断，亦关键在于脉权重占 50% ～ 90%，佐以证的鉴别。中医诊断标准的特征是脉，凭脉掌握阴阳的进退。

用滋阴潜阳法，如果下焦无水，虚阳下潜之后将可能出现反激而虚阳再升的证候，故当以苦寒药祛火坚阴。

所谓坚阴，是阴不坚则不能蓄阳，阳不能蓄则不能牛阴，阴不能生则更无以坚，阳无以蓄也，阴之不足且不坚也。阴的温度过高即不能坚，故不能蓄阳，故苦寒补肾是将阴的温度降下来，使阳得以蓄而成真阴，阳蓄阴内，阴中温热，且不过亢，故能生阳（合理合适的温度即能生也，过低过高均不能生，如同母鸡抱窝。亦如少火生气，产生正常的生长化收藏或新陈代谢）。故在滋阴降火、滋阴潜阳的过程中根据情况适当佐以滋阴降火之方有很大意义，阳生阴长，逐渐发展壮大。话虽如此，具体到临床中其运用时机及遣方用药，却仍要以脉为凭的。

故李士懋教授用滋阴潜阳法，即是使亢阳回归阴位，进而生化真阴、真阳，进入良性循环，然阴虚阳亢者必多伴有肾阴虚火，当泄之，此亦是"火与元气不两立"之又一种解释，火息阴坚则真阳能潜，以生真阴，生生不已。

**【病例 79】**

孙某，女，32 岁。

2012 年 2 月 27 日初诊：头懵半年，后侧明显，伴怕风、嗜睡、眼干、精力不济，时臂麻，纳呆，食后心下易胀，大便 3、4 日一行，难解，不成形，足凉，胫肿，经常腰骶酸。舌可苔白，脉沉弦濡，尺弱。

证属：脾肾两虚，湿浊内阻，清阳不升。

法宜：脾肾双补，升清除湿。

方宗：黄芪建中汤健脾补肾之品。

黄芪 15g，桂枝 12g，白芍 12g，炙甘草 8g，生姜 4 片，大枣 4 枚，云茯苓 15g，白术 10g，泽泻 10g，肉苁蓉 12g，巴戟天 12g，杜仲 10g，葛根 15g，炮附子 10g（先煎）。

李士懋教授在原方中加党参 12g，川芎 7g，羌活 8g，防风 8g，蔓荆子 10g，14 剂，水煎服。

二诊：药后头部症状明显改善，便易解，下肢不肿，足已不凉，仍胃胀，四肢受压易麻。舌可，脉沉弦濡无力。上方加半夏 12g，当归 12g，7 剂，水煎服。

按：虚劳者，诸不足也，故诸经、诸脏腑俱可不足，但以脾肾为主尔。此例之清阳不升、湿浊内生也由脾肾虚弱所致。清阳不升故头懵、嗜睡；涉于太阳经则后项不适、臂麻、怕风；涉于肝经则眼干；脾胃虚弱，中气不运则纳呆、脘胀、便难；脾肾虚则水泛寒生，水泛则胫肿，寒生而足凉，肾府不利故腰骶酸。

故予健脾温肾，升清除湿为治。方拟黄芪建中汤健脾补肾之品。此例患者系徒弟诊治，李士懋教授修改医案，加上党参及诸风药（川芎、羌活、防风、蔓荆子），真乃画龙点睛之笔，患者取效甚速。思之，党参可补元气，尤以诸风药为妙，一可行诸药之滞，二可胜泛溢之湿，三可引诸药上达兼升清阳以通窍。故获良效。

金元四家之一，补土学派创始人李东垣，重视后天之本脾胃，主张升（生）发脾胃之气，故在补脾胃的同时多用风药，以使谷气上升，脾气生发，元气功能充沛，则人体生机活跃。李杲在主张生发脾胃之气的同时，也注意潜降阴火的另一面，提出"火与元气不两立，一胜则一负"的说法，并对此进行了详细地解释，如"脾胃气虚，则下流于肾，阴火得以乘其土位""或因劳役动作，肾间阴火沸腾""心君不宁，化而为火"等。李士懋教授重视东垣学说，勤而习之，且有发挥，尤对李氏之阴火论有不同看法，认为东垣解释过于繁琐，后人不易理解，致众说纷纭，提倡尤在泾之"土厚阴火自伏"之说，认为土不仅能制水，亦能制阴火，此论一出阴火之理彰矣，笔者等跟随李士懋教授临床，获益无量。

## 【病例80】头痛

耿某，男，44岁。

2012年11月9日初诊：间断头顶隐痛、头晕多年，持续3个月，自汗盗汗数年，饮生鸡蛋有效；纳便可，寐至夜间4、5点易醒。舌嫩红苔薄，脉弦细减，寸沉。

证属：中气不足，阴阳两虚。

法宜：温建中气，阴阳双补。

方宗：黄芪建中汤加减。

生黄芪18g，桂枝12g，白芍18g，炙甘草8g，生姜4片，大枣6枚

7剂，水煎服，每日1剂。

2012年11月16日二诊：头痛、盗汗均除，余证减轻，上方加减共服28剂，痊愈。

按：《金匮要略·血痹虚劳篇脉证并治》在论述该篇虚劳病时有一个特点，就是大部分条文都涉及了脉象的描述，如第3、4、5、6、7、8、9、10、11条之"脉大为劳、极虚亦为劳""脉浮者，里虚也""脉虚沉弦""脉

浮大""脉极虚芤迟，脉得诸芤动微紧""脉虚弱细微者""脉沉小迟""其病脉大者""脉沉小迟""脉弦而大，弦则为减，大则为芤，减则为寒，芤则为虚，虚寒相搏，此名为革""六脉俱不足"，提示我们一是虚劳病的脉象是多样的；二是在对虚劳病的诊断上，脉象的作用是举足轻重的。患者诸症状虽非典型之虚劳之象，然脉象弦细减、寸沉弦主气机不畅，细乃阴分不足，减介于有力无力之间，为阳气不足之象，故诊为虚劳，证属中气不足、阴阳两虚；以脉解症，阴阳两虚，中气不足则清阳不升，故清窍失养而头晕痛；脾虚不能摄津而汗出；中焦之精气不能上输于肺，肺气虚，夜间4、5点乃肺气当令，肃降不能，则卫气出于营阴而易醒。

《金匮要略》云"虚劳里急，诸不足，黄芪建中汤主之"，其"诸不足"，一者言其症状繁多，书中仅举数种，但言其要；二者乃指五脏各方面均有不足之处，而其要在中焦，在阴阳，故治当建中以运四傍，抓住重点，直取中焦。方中重用生黄芪峻补诸脏之气，亦可升阳养窍，固津敛汗；白芍甘草酸甘化阴，奏补阴敛营之效；桂枝、甘草辛甘化阳，行温阳益卫之功；生姜、大枣直补脾胃。诸药合用则阴阳得和、中气得建，四傍乃安，诸症悉除。诊断虚劳，虽然经典已列出不少症状，然临床症状却有百千，不可胜数，更何况一个症状又有虚实两个方面，若仅以方证对之，无异于守株待兔，故唯有把握脉理脉象，才能不为诸症所惑。

## 【病例81】不寐

王某，男，48岁。

2014年2月24日初诊：失眠30余年，每日睡3～4小时，梦多，睡眠浅，醒后入睡困难，周身乏力，怕冷（以足冷为甚），食欲差，食后腹胀，大便可。脉沉弦数减，舌苔白。

证属：少阳枢机不利。

法宜：和解枢机。

方宗：小柴胡汤加龙骨、牡蛎。

柴胡 9g，党参 12g，大枣 6 枚，黄芩 9g，炙甘草 7g，半夏 30g，生姜 6 片，生龙骨 30g（先煎），生牡蛎 30g（先煎）

7 剂，水煎服，每日一剂。

2014 年 2 月 18 日二诊：上药仅服 3 剂，怕冷，腹胀明显减轻，入睡难，脉沉弦数减，上方加夜交藤 18g，4 剂。

2014 年 3 月 7 日三诊：疲劳、怕冷均减，自诉从中午饭后腹胀逐渐加重，早晨起床后缓解。上方 7 剂。

2014 年 3 月 14 日四诊：仍寐差，脉弦细无力，上方加桂枝 10g，7 剂。

2014 年 3 月 28 日五诊：每日已可睡 7～8 小时，醒后仍乏，怕冷已不明显。脉弦细无力，舌绛。上方加炮附子 12g，茯苓 15g，7 剂。

2014 年 4 月 14 日六诊：寐差，疲乏较前明显减轻，已可睡 8 小时左右，仍觉疲乏，但较前减轻。脉沉弦缓减，舌可，方加酸枣仁 30g，改茯苓为 18g，去黄芩，7 剂。

按：传统观点认为少阳病为半表半里证。半表半里是个病位概念，表为太阳，里为阳明，少阳居半表半里之间。其性质属热，为半表半里的热证。李士懋教授对此有不同看法，李士懋教授认为：少阳病的性质是半阴半阳或半虚半实证。半表半里是病理概念，而不是病位概念，"邪气因入""结于胁下"，此为少阳病半实或半阳的一面；"血弱气尽"则说明少阳病有半虚或半阴的一面。传统观点中只强调了半实的"阳结"的一面，而对半虚的"阳微"的一面则明显认识不清。实际上少阳病是一个虚实夹杂或半阴半阳证，因此其传变有寒化热化两途。热化则兼太阳，为柴胡桂枝汤证；或兼阳明，则为大柴胡汤证。寒化则可兼三阴，兼太阴则为柴胡桂枝干姜汤证。不仅如此，李士懋教授还提出了应用小柴胡汤的指征有两个：一为脉弦，可兼沉、拘紧、数，按之减。二为胸胁苦满、往来寒热、口苦、心烦喜呕、目眩、嘿嘿不欲饮食、咽干七症中，但见一症，又见脉弦，即可诊为少阳病小柴胡汤证。此案脉沉弦数减，又见食少纳呆之症，故断为少阳病。主以小柴胡汤治疗。李士懋教授认为半夏在方中用量较大，非只为和胃降逆，是取《内经》半夏秫米汤交通阴阳之意。四诊时脉由沉弦数减转为弦细无力，为少阳有向半虚的寒化发展之势。故加桂枝、炮附子等温里药以随机治之。

## 【病例82】心悸

王某，女，69岁。

2013年9月9日初诊：间断性心悸月余，劳累后加重，气短、口干、口苦、精神差，大便稀，一日2～3次，心电图未见异常。否认糖尿病及高血压病史。脉右沉无力，左沉涩，舌红少苔。

证属：心脾两虚。

法宜：益气养血，宁心安神。

方宗：归脾汤。

生黄芪18g，当归12g，远志6g，桂枝10g，党参12g，炙甘草6g，桂圆10g，乌梅7g，白术10g，云茯苓12g，酸枣仁30g，白芍15g，

14剂，水煎服，每日一剂。

2013年9月23日诊二诊：心悸减轻，饥饿时心悸明显，仍口干频饮，汗多，寐较前好。脉左沉弦无力，右沉弦拘，舌绛，中无苔。

证属：肝虚，寒凝。

法宜：补肝散寒凝。

方宗：桂枝加附子汤。

桂枝12g，大枣7枚，生黄芪12g，白芍12g，炮附子15g（先煎），炙甘草10g

7剂，水煎服，每日一剂。

2013年10月7日三诊：心悸减，仍活动后气短，口干欲饮，仍汗多，

手足凉，大便不成形，纳可，寐可。行走则欲便里急。脉右沉弦滑数，左沉弦无力。

证属：肝血虚，气分热郁。

法宜：养肝血，透达郁热。

方宗：四物汤合升降散。

当归10g，僵蚕12g，黄连10g，熟地黄12g，蝉蜕6g，葛根12g，山茱萸30g，姜黄9g，白芍15g，栀子10g

2013年10月18日诊四诊：多年口干明显减轻，心悸已除，仍里急。脉右沉弦滑数，左沉弦无力。上方加柴胡9g，生黄芪15g。

按：本案一诊以心悸、气短、精神差、大便稀等心脾两经症状为主，脉右沉而无力，主气虚，阳偏弱；左沉涩，主血亏。故断为心脾两虚，方用归脾汤加桂枝。二诊心悸减，脉右沉弦而拘，拘为寒凝脉拘挛之象。而左脉无力为肝虚之象。故证型应为肝虚而有寒凝，方选桂枝加附子汤。方以白芍、甘草，酸甘化阴以益肝体，黄芪益肝之用，桂枝、附子以温散寒凝。药后症减，说明判断正确。三诊时脉右弦滑数，左沉弦无力。据左肝、右肺、左血、右气，而辨证为肝血亏，而气分热郁。方宜养肝血，柔肝体，兼清透气分热邪。方选四物汤合升降散加减。此案充分证明了李士懋教授凭脉辨证，脉变症变，以脉证为核心的平脉辨证论治体系的科学性。

## 【病例83】头晕（高血压）

张某，女，67岁，泊头人。

2013年12月30日初诊：高血压10余年，最高180/110mmHg。每天服苯磺酸氨氯地平片1片半，血压维持在140/80mmHg。现头晕著，不欲睁眼，恶心，时发时止，反复发作，视物不清，伴心悸，汗出，欲便。即刻血压138/78mmHg。患者对蜈蚣、全蝎过敏。舌红苔薄白，脉弦滑，稍劲，右尺沉，左尺旺，叁伍不调。

证属：肝肾亏虚，相火旺，夹痰化风上扰。

法宜：补肝肾，泻相火，化痰息风。

方宗：三甲复脉合温胆汤。

熟地黄 12g，山茱萸 10g，五味子 10g，怀牛膝 12g，知母 6g，黄柏 6g，白芍 10g，胆南星 10g，栝楼 20g，清半夏 10g，茯苓 10g，竹茹 10g，丹参 18g，生鳖甲 25g　生龙骨 25g（先煎），生牡蛎 25g（先煎），生龟甲 25g

7 剂，水煎服，每日一剂。

2014 年 1 月 6 日二诊：药后头晕发作 1 次，时间缩短，未恶心。头晕时欲便，伴全身汗出，头汗多，仍视物不清，大便次数多，偶胃酸，力增。血压 125/78mmHg。舌暗红苔薄白，脉弦滑劲，尺沉，左尺旺已平。上方去知母、黄柏，改山茱萸 15g，白芍 15g，加山药 15g。

7 剂，水煎服，每日一剂。

2014 年 1 月 16 日三诊：头晕未发作，大便日 2 次，质调，血压 130/80mmHg，舌淡红苔薄白，脉弦滑，左稍劲。服上方 7 剂，后停药。

按：此患者症状表现并不复杂，虽然症状较多，但都可用西医的高血压病加以解释，然中医治病不能以西医诊断作为用药的标准。关于高血压的中医辨证分型，前面医案中已阐述过，不再重复。应给予什么样的方剂治疗仍要平脉辨证。本案脉弦滑，稍劲，右尺沉，左尺旺，叁伍不调，脉象表现较症状还要复杂。人生病无外气血阴阳失调，而脉的形成是赖气的推动和血的濡养，气属阳，血属阴，故而脉可以反映人体气血阴阳的变化，反映疾病的本质，脉象复杂说明其病机亦复杂。下面我就逐条分析。弦主肝，滑主痰；劲脉为李氏脉法所独有，是阴血亏虚不能濡养筋脉而导致其失去柔和之性，如脱水的牛筋，呈挛急状，故此脉主阴虚风动；右尺沉为肾精不足；左尺旺为肾阴亏，相火妄动，鼓荡肾之精气外泄的表现。

古有右尺主命门为阳，左尺主肾水为阴之说，"太素脉法"又言右尺主阴，左尺主阳。李士懋教授认为肾阳肾阴互根互用，阴中有阳，阳中有阴，两尺均主肾，无需以左右分阴阳，而以脉道之宽窄、脉之力度并结合望闻问诊来判断肾之阴阳盛衰。依据脉象，此案诊为肝肾亏虚，相火旺，夹痰化风上扰。阴虚化风，风主动，故头晕著，不欲睁眼；风痰上扰，胃失和降则恶心；肝受血而能视，肝之阴血不足，目失所养则视物不清；相火妄动，扰乱心神，则心悸；汗为心之液，心神被扰，失于统摄，相火妄动，迫津外泄则汗出；《内经》云："魄门亦为五脏使。"五脏功能失常均可导致大便的失调。

病机已明，针对此病机就要补肝肾，泄相火，化痰息风了。故用三甲复脉汤滋阴潜阳息风，加温胆汤以化痰浊。

二诊左尺旺已平，说明相火已归位，故去知母、黄柏；脉仍弦劲，加大山茱萸、白芍量以增养阴柔肝息风之力，因大便溏加山药以健脾止泻。

三诊症状已消失，脉较前已和缓，仍稍劲，故继服前方，药后脉静身和而停药。

此案体现了有是脉即辨是证，立是法即用是方的思想。因方药与病机相吻合，故化痰而未致伤阴，养阴亦未碍祛痰，诸药合用而达到了阴复、风息、痰化的目的。

李士懋教授曾言：单一病机的疾病辨证容易，复合病机的疾病治疗起来就比较难了。如果把治疗单一病机的方剂比喻成下里巴人，治疗复合病机的方剂就是阳春白雪了，欲在我们的处方签上谱写出天籁之音，非仲景之梯莫属。


## 【病例84】咳嗽

马某，女，48岁。

2013年10月4日初诊：20天前感冒发热后出现咳嗽。现咳嗽，夜间咳嗽影响睡眠。胸闷，吐白痰，近十余年咳嗽时饮水即吐。晨起、上午易汗出，午后减少，纳可，2013 年 9 月 24 日，CT 结果显示支气管炎。便调，舌稍红，苔白，脉沉弦滑数。

证属：木火刑金。

法宜：泻肝经郁热。

方宗：泻青丸。

龙胆草 6g，栀子 9g，黄芩 10g，大黄 4g，柴胡 9g，羌活 8g，防风 8g，旋覆花 18g，代赭石 25g

7 剂，水煎服，每日一剂。

2013 年 10 月 11 日二诊：药后咳嗽减轻十之七八，现咳嗽遇寒加重，吐白痰，饮水入胃则欲吐，胃脘满闷。舌可苔白，脉沉弦减寸弱。

证属：少阳证，兼痰饮内停。

法宜：和解少阳，健脾化痰。

方宗：小柴胡汤合二陈汤加味。

柴胡 9g，当归 12g，陈皮 8g，升麻 6g，茯苓 15g，白芍 12g，半夏 10g，紫菀 15g，白术 10g，炙甘草 8g，生黄芪 12g

7 剂，水煎服，每日一剂。

2013 年 10 月 18 日三诊：咳嗽明显减轻，现偶咳嗽，痰多色白，胸闷。胃胀减，音哑。舌淡红苔薄白，脉弦左寸沉无力。

证属：寒束，清阳不升。

法宜：散寒，升清。

方宗：桂甘姜枣麻辛附汤加益气升阳之品。

桂枝 10g，麻黄 7g，炙甘草 7g，生姜 6g，细辛 6g，炮附子 10g(先煎)，升麻 6g，生黄芪 12g

7 剂，水煎服，每日一剂。药后症状消失。

按：关于咳嗽，经典著作中论述颇多。《素问·咳论》云："五脏六腑皆令人咳，非独肺也……肺咳之状，咳而喘息有音，甚则唾血。心咳之状，咳则心痛，喉中介介如梗状，甚则咽肿，喉痹。肝咳之状，咳则两胁下痛，甚则不可以转，转则两胠下满。脾咳之状，咳则右胁下痛，阴阴引肩背，甚则不可以动，动则咳剧。肾咳之状，咳则腰背相引而痛，甚则咳涎……五脏之久咳，乃移于六腑。脾咳不已，则胃受之。胃咳之状，咳而呕，呕甚则长虫出。肝咳不已则胆受之，胆咳之状，咳呕胆汁。肺咳不已则大肠变之，大肠咳状，咳而遗失。心咳不已则小肠受之，小肠咳状，咳而失气，气与咳俱失。肾咳不已则膀胱受之，膀胱咳状，咳而遗溺。久咳不已则三焦受之，三焦咳状，咳而腹满不欲食饮。此皆（系）聚于胃关于肺，使人多涕唾而面浮肿气逆也。"

据《伤寒论》中记述，饮邪作祟、邪热犯肺、气机逆乱是咳嗽的重要病机。第40条："伤寒表不解，心下有水气，干呕，发热而咳，或渴，或利，或噎，或小便不利，少腹满，或喘者，小青龙汤主之。"第41条："伤寒，心下有水气，咳而微喘，发热不渴……小青龙汤主之。"阐述了外寒内饮致咳的表现和方药。第316条："少阴病，二三日不已，至四五日，腹痛，小便不利，四肢沉重疼痛，自下利者，此为有水气。其人或咳，或小便利，或下利，或呕者，真武汤主之。"此为阳虚水泛而致咳嗽。第319条："少阴病，下利六七日，咳而呕渴，心烦不得眠者，猪苓汤主之。"论述了阴虚有热，水热互结致咳嗽者。第96条："伤寒五六日，中风，往来寒热、胸胁苦满、嘿嘿不欲饮食、心烦喜呕、胸中烦而不呕，或渴，或腹中痛，或胁下痞硬，或心下悸、小便不利，或不渴、身有微热，或咳者，小柴胡汤主之。"此为少阳病，血弱气尽，复感外邪而至咳嗽。第98条："阳明病，但头眩，不恶寒，故能食而咳，其人咽必痛。"本条为阳明热盛，上熏于肺而致咳嗽。第318条："少阴病，四逆，其人或咳，或悸、小便不利，或腹中痛，或泄利下重者，四逆散主之。"论述的是气机郁滞，升降失常而致咳嗽。

《金匮要略》对咳嗽的论述内容丰富，"咳逆倚息不得卧，小青龙汤主之""咳而上气，喉中水鸡声，射干麻黄汤主之"，论述了寒饮射肺的咳嗽的治疗。"肺胀，咳而上气，烦躁而喘，脉浮者，心下有水，小青龙加石膏汤主之"，论述了寒饮内盛，郁而化热咳嗽的治疗。"肺痈，喘不得卧，葶苈大枣泻肺汤主之"，论述了痰热壅肺，肺痈致咳喘的治疗。"大逆上气，咽喉不利，止逆下气者，麦门冬汤主之"，此为阴虚有热肺痿咳嗽的治疗。

引起咳嗽的原因如此之多，此案属于哪种，用什么方剂治疗呢？患者的临床表现中不具备《内经》五脏六腑咳嗽的特点，故难以判断属于哪个脏腑。与《伤寒论》第319条"少阴病，下利六七日，咳而呕渴，心烦不得眠者"相似，然而少阴病当脉微细，此案脉沉弦滑数，故亦不符。怎么办呢？因脉可以反映疾病的本质，故而要从脉入手分析。

一诊时脉沉弦滑数，沉主里，弦主肝、主郁，滑主痰饮，数主热。综合判断为痰饮阻滞，肝火内郁，反侮肺金，形成木火刑金之势。金被木侮，宣降失司则咳嗽。肺居胸中，肺气不宣则胸闷，素有水饮内停，故饮水即吐。晨起、上午阳气渐旺，与体内郁热相合，两阳相加，热势更甚，迫津外泄而汗出，午后阳气渐衰，热势渐减，故汗出减少。方用泻青丸以泻肝之实，旋覆花、代赭石以降逆气。肝火得清，肺获得自由，恢复宣降故咳嗽减轻。

二诊时脉沉弦减寸弱，为正气已虚，寸主上焦，肺居上焦，寸弱则上焦肺气亏虚，"血弱气尽，腠理虚，邪气因入……小柴胡汤主之"。弦则为饮，饮邪羁留则吐白痰，水入胃则吐。以小柴胡汤合二陈汤扶正祛邪，因无热象故（祛）去黄芩。

三诊时脉弦左寸沉无力，弦主饮，寸沉无力为阳气虚无力鼓动，故用温阳散寒升清之品。

此患者就诊三次，每次治则均不同，体现了同病异治的原则，同时也是平脉辨证的原则，脉变法即变，方亦变，体现了李士懋教授治病方无定方、法无定方的特点。而方无定方、法无定法不是无原则的，其依据是脉象的变化。

## 【病例85】恶心

贺某，女，23岁，河北师范大学学生。

2010年1月18日初诊：半个月前感冒后输液烧退，咳愈，出现恶心呕吐胃内容物，半月来饮食后恶心，呕后则舒，乏力、身体渐瘦，经调，早早孕试验阴性。脉弦滑略数，舌红苔薄。

证属：热郁肠胃。

法宜：清解胃内郁热。

方宗：连苏饮。

黄连3g，苏叶2g

7剂，水煎服，每日一剂。

2010年1月23日二诊：上方服4剂后恶心呕吐止，体力增，无他不适，嘱停后服。

连苏饮有黄连三四分、苏叶二三分两味药组成，出自薛生白《湿热病篇》，本方虽药少量轻但如辨证准确则可达到药到病除的目的。李士懋教授深悟薛雪之学，对湿热类疾病的诊治多从其说。在临症应用时从脉学角度对其方症进行充分解析，如本案之连苏饮用于湿热郁伏于胃者。那么临症怎样判断湿热郁于胃呢？李士懋教授以脉学闻名医林，对于每一位病人都从脉学角度进行分析。患者主症为呕吐不止，病位在胃已明。经言"五脏六腑皆令人咳"是泛指五脏六腑之邪可相因为患，呕吐自不例外，如《伤寒论》第12条："太阳中风，阳浮而阴弱，阳浮者，热自发，阴弱者，汗自出，啬啬恶寒，淅淅发恶风，翕翕发热，鼻鸣干呕者，桂枝汤主之。"

第33条："太阳与阳明合病，不下利，但呕者，葛根加半夏汤主之。"

第96条："伤寒五六日期，中风，往来寒热，胸胁苦满，嘿嘿不欲饮食，（疏）心烦喜呕，或胸中烦而不呕，或渴，或腹中痛，或胁下痞硬，或心下悸、小便不利，或不渴、身有微热，或咳者，小柴胡汤主之。"

第273条："太阴之为病，腹满而吐，食不下，自利益甚，时腹自痛。若下之，必胸下结硬。"

第324条："少阴病，饮食入口则吐，心中愠愠欲吐，复不能吐，初得之，手足寒，脉弦迟者，此胸中寒，不可下也，当吐之。若膈上有寒饮，干呕者，不可吐，当温之，宜四逆汤。"

第326条："厥阴之为病，消渴，气上撞心，心中疼热，饥不欲食，食则吐蛔，下之利不止。"

由上可见伤寒三阴三阳六经皆能引起呕吐，临症时究竟该如何决断？辨证之法林林总总，种种辨证之法自有高明之处，但临症操作时亦有其弊端。李士懋教授崇仲景平脉辨证之法，据脉以辨证识机，便于临证之时准确快速确定病机。如本案脉弦滑数（或弦数等）症以呕吐为主，病位在胃，脉弦滑数为实为热，综合脉症辨证结果为"胃中郁热"（也可写病例中的诊断），法随证立，方随法出，方选清透肺胃郁热的连苏饮，辛开苦降给郁火以出路，使邪去正安呕吐得除。

连苏饮为李士懋教授喜用之方，其对该方的研究已在《火郁发之》一书中详尽论述，兹不赘述。

## 【病例86】痹证

王某，女，29岁。

2014年4月7日初诊：2月前妊娠五个月时，自然流产20余天后，出现手脚关节痛至今，髋关节盘腿时疼，刚睡醒时手痛著，发僵，不灵活，平素手脚凉，怕冷，痛经，二便调。脉弦减。

证属：阳虚血寒。

法宜：养血温阳散寒。

方宗：当归四逆汤。

当归 12g，桂枝 12g，炙甘草 6g，生姜 6 片，炮附子 15g，白芍 9g，细辛 6g，通草 9g，大枣 6 枚，党参 12g，生黄芪 12g，白术 10g，茯苓 15g，熟地黄 15g，巴戟天 12g，肉苁蓉 12g，鸡血藤 18g

7 剂，水煎服，每日一剂。

2014 年 4 月 14 日二诊：上方服 7 剂后关节痛均减，仍梦多。脉弦细，按之无力，舌略红。上方继服，另加鹿茸 40g，紫河车 40g，红参 30g。共研细末，分 60 次服，一天两次。

2014 年 5 月 12 日三诊：上方服 28 剂，纳食好转，膝、髋关节已不疼，手指疼亦显减。上方加山药 20g。

按：手足关节痛，属中医痹症范畴。痹之名，最早见于《内经》。《素问·痹论》指出："风寒湿三气杂至，合而为痹，其风气胜者为行痹，寒气胜者为痛痹，湿气胜者为著痹也。"并且认为痹的产生与饮食、生活环境密切相关，所谓"饮食居处，为其病本。"这是关于痹证的病因病机最早的认识。痹者，闭也，意即阻塞不通之意。风寒湿之邪，乘虚袭入人体，引起气血运行不畅，不通则痛。此案产后体虚，外邪乘虚而入，痹阻经脉、关节，故发而为痹。脉细为血道不充之象，弦则为减，主不足，又弦主肝。综而括之，血虚感寒，营卫气血运行受阻，痹阻经脉，故可见关节痛、发僵、手足厥冷之症。若寒邪循经入里，亦可见腹痛、痛经等症。伤寒论中关于当归四逆汤证的论述较简单，见于"手足厥寒，脉细欲绝者，当归四逆汤主之"。本方证病机为血虚寒滞，经脉不利，以致气血不能温养四肢而出现手足厥寒，脉细欲绝之症。虚则当补，故用归芍补血；寒则温之，故用桂枝、细辛温散寒邪。大枣辅当归生血，甘草调和诸药，通草通络。诸药合用，血充寒散，脉畅肢温，故痛可止，厥可愈。仲景于内有久寒者，可加吴茱萸、生姜以温肝以散沉寒痼冷。故对于精血亏虚较甚，也可加血肉有情之品，补肾填精，以为气血之用。本案加鹿茸、紫河车等即是此意。

## 【病例 87】

高某，男，38 岁。

2013 年 8 月 30 日初诊：大便黏滞不爽，小腹不适 2 年，大便日 1 行，但便意频，食生冷易泄泻，多梦易醒，晨起口干黏苦，腰酸乏力，心烦易怒，脉弦数，舌可。

证属：厥阴下利。

法宜：清肝邪热。

方宗：白头翁汤。

白头翁 12g，黄连 10g，秦皮 10g，葛根 15g

7 剂，水煎服，每日一剂。

2013 年 9 月 7 日二诊：大便黏滞感较前减轻，余症同前。脉弦数，舌稍暗少苔。上方加温胆汤。竹茹 8g，枳壳 6g，清半夏 20g，茯苓 15g，炙甘草 6g，陈皮 6g，石菖蒲 8g。

2013 年 9 月 16 日三诊：服上方 7 剂，大便已不黏滞，易解，近于成形，仍多梦易醒，余症均减。脉弦缓减，舌稍暗。

证属：肝热已除，脾虚未复。

法宜：健脾益气，升清除湿。

方宗：升阳益胃汤。

生黄芪 12g，茯苓 12g，炙甘草 7g，清半夏 15g，防风 8g，柴胡 9g，黄连 6g，党参 12g，白术 10g，陈皮 8g，泽泻 15g，羌活、独活各 7g，白芍 10g

2013 年 9 月 23 日四诊：药后大便成形，夜间口干、鼻干消失，寐安。

按：白头翁汤于《伤寒论》中出现两次，分别是 371 条："热利下重者，白头翁汤主之。"和373条："下利欲饮水者，以有热故也，白头翁汤主之。"此两条已明确无误地指出了白头翁汤证的病机是"热利""以有热故也"。李士懋教授认为白头翁汤证的热，一源自于肝，一源自于大肠。肝经湿热下注大肠或大肠湿热下利均可用白头翁汤治疗。此案一诊脉弦数，故诊为肝经湿热，肝经湿热下迫大肠，湿热黏腻，重浊不爽，壅遏气血，故出现大便黏滞不爽，小腹不适，且便意频等症状。口干苦，心烦易怒均为肝热的表现。故方选白头翁汤清肝泄热，燥湿止利。二诊症减，脉仍弦数，病重药轻，故加温胆汤等分消走泄之品，以利湿热外出。三诊症已显减，此时是否有效继服？我们要看看脉，脉是风向标，脉变则证变。此时的脉已由弦数转为弦缓减。弦缓减，均为脾虚不足之象，可见本证的病机已由实转虚，故而转用健脾益气除湿的升阳益胃汤治疗。

## 【病例88】戒酒

高某，男，43岁。

2013年9月7日初诊：嗜酒多年，欲戒酒而就诊。易怒、食少纳差、腰酸痛、颈僵、身酸痛，活动则舒。每隔一两周入夜即烦躁，不能入睡，需大量饮酒，方可安睡。脉弦数且劲。

证属：肝火。

法宜：清泄肝火。

方宗：泻青丸。

防风8g，代赭石30g，龙胆草8g，生龙骨30g（先煎），生牡蛎30g（先煎），大黄4g，栀子10g，旋覆花15g

2013年9月16日二诊：上方服7剂，烦躁及身酸痛减，余症同前，脉同上。上方继服七剂。

2013年9月23日三诊：不用饮酒已可眠睡，烦躁约减二分，仍食少，腰酸痛。脉弦，按之阳弱尺弦，舌暗红嫩苔白。

证属：阳虚、阴寒上乘。

法宜：温阳益气。

方宗：补中益气汤加减。

党参12g，茯苓15g，当归12g，肉豆蔻9g，生黄芪12g，柴胡9g，肉桂6g，白术10g，升麻6g，炮附子15g（先煎）

2013年10月20日四诊：上方加减共服21剂，食增，有精神，腰酸痛已愈。

按：弦主肝，数主热，故诊为肝火。形成肝火之因概括起来主要有两个方面：①气郁化火：肝为刚脏，内寄相火，喜条达而恶抑郁，气郁日久则化火，此即"气有余，便是火"。叶天士说："情志不适，郁则少火变壮。"②湿热化火：湿热之邪，内侵肝胆，蕴结不解，湿蕴化热，热从火化，易形成肝火。如此案嗜酒无度，助湿生热，久则化为肝火。肝火为患，所见甚广，上可见头痛、目赤肿痛、颊赤龈肿、耳聋耳痛、鼻衄等肝火上炎清窍之证；肝火内扰胸膈，可见烦躁懊悩、失眠易怒等症；肝火充斥三焦上下内外，可见胁痛口苦、目赤肿痛、小便淋痛、阴肿、阴痒等症。肝火下迫大肠，可见下痢后重，腹痛里急，大便脓血，肛门灼热等症。所见症状纷纭繁杂，然其脉多为弦数之脉。治疗肝火，多采用苦寒直折之法。除苦寒直折之外，还应根据肝气易郁的特点。适当配以辛散，如泻青丸中羌活、防风等辛散之品，寓升于降，升降相因。也可据肝体阴而用阳的生理特点，且肝火日久，易伤阴耗津而可加用一些生地黄、当归等滋阴养血之品。如龙胆泻肝丸方中的生地黄、当归，意即指此。本案嗜酒多年，湿热内生，久则化热为火，肝火扰心，故烦躁易怒、失眠。木亢克土，则食少纳差。身痛、腰酸、颈僵，运动则舒，此皆肝火攻冲，气机阻遏之象。故方选泻青丸，泻肝火，散肝郁。得效后三诊时脉由弦数而转为阳弱阴弦之脉。阳弱尺弦，阳弱为气虚于上，尺弦主阴寒盛于下，气虚当补，阴寒当温，故方用补中益气汤加炮附子、肉桂等温阳散寒之品治之。

有人可能认为证由热变为寒，此非医之过乎？李士懋教授认为：治病有如抽丝剥茧，去掉一层，方能显示下一层。而其中最能决定其病机证候是否变化的因素是脉，这也是最灵敏的指标，往往先于其它症状的变化出现。

## 【病例 89】头痛

付某，女，37 岁。

2007 年 11 月 16 日初诊：四个月前车祸后，一直头痛、头晕、呕吐。不能转头、低头，目睛不能转动，不能上视，转目则天旋地转，视物模糊。舌暗红，齿痕。

证属：肝经郁热，肝阳化风，并有瘀血。

法宜：清肝活血，平肝息风。

方宗：泻青丸合血府逐瘀汤加味。

龙胆草 6g，栀子 10g，黄芩 10g，干地黄 12g，赤芍、白芍各 12g，桃仁、红花各 12g，牡丹皮 12g，地龙 15g，僵蚕 15g，全蝎 9g，蜈蚣 6 条，天麻 15g，生牡蛎 30g

4 剂，水煎服，每日一剂。

2007 年 11 月 20 日二诊：药后头痛轻，未恶心呕吐，目已可上视，视物已清楚。脉弦细数，右寸已平。上方加当归 12g，山茱萸 15g，川牛膝 10g。3 剂，水煎服。

2007 年 11 月 23 日三诊：上症已除，曾鼻衄一次。脉寸弦尺弱

证属：肾水亏于下，肝风扰于上。

法宜：滋水涵木，平肝息风。

方宗：生龙骨 18g，生牡蛎 18g，炙鳖甲 18g，白芍 15g，山茱萸 15g，五味子 6g，熟地黄 15g，川牛膝 10g，全蝎 10g，蜈蚣 6 条，僵蚕 12g

3 剂，水煎服。

后随访已愈。

按：此病例如果我们根据常规思路，会不会这样想：根据病史，是不是考虑有瘀血？舌暗红，是不是有瘀血的表现？舌上有齿痕，是不是脾虚？

现在我们分析：如果仅凭现有的症状、舌象，我们会得出什么样的结论？瘀血——活血化瘀；脾虚——健脾升清。如果再根据一些古训我们是不是还可以考虑：无痰不作眩，是不是有风痰在作怪？是不是应该祛痰？诸风掉眩皆属于肝，是不是应该熄肝风？

我们看一下李士懋教授是如何分析的：脉弦数，右寸弦劲。脉弦数，乃肝热盛；右寸弦劲，乃肝风上扰；外伤之后，损伤血络——瘀血；舌暗红——瘀血。故李士懋教授诊为：肝经郁热，肝阳化风，并有瘀血。立法：清肝活血，平肝息风。处方：泻青丸合血府逐瘀汤加味。

二诊时，治疗已初见成效，下一步的我们应该如何治疗？是守方还是变方？守方如何守？变方如何变？李士懋教授还是通过平脉辨证，我们看二诊脉象：脉弦细数，右寸已平。

我们来分析脉象：右寸已平，为肝风已熄。弦细数，弦为肝，细数为阴虚——肝阴不足，故上方加当归12g，山茱萸15g，川牛膝10g。

三诊时上症已除，曾鼻衄一次。那么我们考虑，此病例的鼻衄有没有意义？如果有，那是什么意义？

我们来看一下《伤寒论》里关于衄血的论述：

第46条："太阳病，脉浮紧，无汗，发热，身疼痛，八九日不解，表证仍在，此当发其汗。服药已，微除，其人发烦目瞑。剧者必衄，衄乃解，所以然者，阳气重故也。麻黄汤主之。"

第47条："太阳病，脉浮紧，发热身无汗，自衄者愈。"

第106条："太阳病不解，热结膀胱，其人如狂，血自下，下者愈。"

第124条："太阳病六七日，表证仍在，脉微而沉，反不结胸，其人发狂者，以热在下焦，少腹当硬满，小便自利者，下血乃愈。"

第 126 条，在抵当丸的服法里这样写道："右四味，杵分为四丸，以水一升，煮一丸，取七合服之，晬时，当下血；若不下者，更服。"

看完这些，我们是不是可以得到这样一个结论，下血是有些病向愈的一个表现？答案是肯定的，在古籍中，关于类似的记载还很多。

病人三诊时，药后病已显著减轻，诸症已除，是不是应该遵守"效不更方"的古训？我们来看三诊脉象：脉寸弦尺弱。李士懋教授分析证候认为，此属肾水亏于下，肝风扰于上。故治疗大法为：滋水涵木，平肝息风。处方用药也做了一个很大的变化。

通过这个病例，我们对李士懋教授平脉辨证思辨体系，会有一个更加清晰的认识。